Schirner Verlag

Susanne Hühn

Seh' ich aus wie deine Mutter?

Mitgefühl und Heilung für das innere Kind in Beziehungen

Schirner Verlag

ISBN 978-3-8434-1130-1

Susanne Hühn:
Seh' ich aus wie deine Mutter?
Mitgefühl und Heilung für
das innere Kind in Beziehungen

Umschlag: Murat Karaçay, Schirner,
unter Verwendung von # 2652638
(© Imagery), www.fotolia.com
Redaktion: Claudia Simon, Schirner
Satz: Janina Vogel, Schirner, unter Verwendung von # 2652638 (© Imagery) und
24615233 (© senoldo), www.fotolia.com
Printed by: ren medien, Filderstadt,
Germany

www.schirner.com

1. Auflage April 2014

Inhalt

Einleitung

Lieber Leser, liebe Leserin,

warum ist denn das innere Kind so wichtig, wenn es um Beziehungen geht? Fast jeder hat bereits davon gehört, dass wir oft genug die Themen unserer Kindheit in unseren Beziehungen wiederholen, was also gibt es Neues? Hat nicht Robin Norwood in ihrem Buch *Wenn Frauen zu sehr lieben*, das bereits 1991 erschienen ist, schon längst alles gesagt?

Wie also komme ich auf die Idee, es brauchte noch ein Buch über das innere Kind, so, als wären nicht alle Themen längst bekannt?

Weil ich euch in unseren Seminaren erlebe. Weil ich eure Not und eure Hilflosigkeit dabei, euch einander mitzuteilen, hautnah spüre, wenn ihr zu uns kommt und nicht wisst, wie ihr eure Liebe gesund und friedlich leben könnt. Weil das innere Kind dermaßen tief und oft genug unerkannt wirkt, dass man gar nicht genug darüber schreiben und wissen kann. Viele Beziehungen zerbrechen an der zerstörerischen Macht des verletzten inneren Kindes. Denn diesem inneren Kind stehen nun, da ihr erwachsen seid, viel mehr Werkzeuge als früher zur Verfügung, um das zu bekommen, was es so dringend braucht. Machtmissbrauch, emotionale Kälte, sexuelle Verführung oder Verweigerung, übermäßiges Kümmern, Kindchen spielen und süß sein, unterschwellige und offene Manipulation bis hin zur Gewalt – das innere Kind hat Zugriff auf all eure Fähigkeiten, wenn ihr es ungehütet in euch toben lasst. Dieses innere Kind ist der Garant dafür, dass ihr überlebt (mehr über das innere Kind: *Die Heilung des inneren Kindes*, Schirner Verlag 2008). Es hat nichts als seine eigene Heilung im Sinn, sein unermesslicher Hunger nach Liebe und Zuwendung will gestillt werden, egal wie. Die Mittel, die es anwendet, sind nur nicht besonders konstruktiv. Das innere Kind hat, wie jedes andere Kind auch, das Recht, sich zu holen und zu fordern, was es braucht. Aber, im Gegensatz zu einem wirklichen Kind, nicht von jemand anderem. Und genau hier beginnt die innere Reise.

Eines vorab: Ich habe schon viel über das innere Kind geschrieben, und wenn ihr meine anderen Bücher kennt, dann ist euch sicher einiges vertraut. Ich weiß, dass ich mich wiederhole. Aber in diesem Buch möchte ich euch ausdrücklich zeigen, wie ihr das innere Kind innerhalb eurer Beziehungen schützen und versorgen könnt – euer eigenes, nicht das eures Partners. In diesem Buch erfahrt ihr, wie ihr die Wunden, die ihr euch durch das unangemessene Zuschieben oder Übernehmen von Verantwortung zugefügt habt, heilen könnt.

Eines bleibt meistens auf der Strecke, wenn ihr euch im inneren Kind befindet oder die Mutter bzw. den Vater gebt: euer Sexualleben. Schon allein deshalb lohnt es sich, die inneren Kinder selbst zu versorgen und aus der Elternrolle auszusteigen, oder? Doch Vorsicht: Das innere Kind kann Sex nutzen, um sich »lieb Kind« zu machen oder um euch Energie zu rauben, denn ihm stehen eure Mittel als Erwachsene zu Verfügung.

Was ist das eigentlich, dieses innere Kind? Falls ihr mein Buch *Die Heilung des inneren Kindes* nicht kennt, in dem ich euch viele Werkzeuge anbiete, um euer inneres Kind kennenzulernen und in Sicherheit zu bringen, möchte ich euch hier noch einmal aufzeigen, worüber wir reden:

Wenn wir an das innere Kind denken, dann lächeln wir liebevoll oder auch ein bisschen ironisch und meinen damit den Teil, der mit »Das Kind im Manne« oder »Die innere Prinzessin« oder »Pippi Langstrumpf« beschrieben wird. Dieses Kind bekommt ab und zu ein wenig Raum, es darf sich ab und zu einmal ein Eis bestellen, obwohl der Diätplan dagegen spricht, oder vor einem Schaufenster mit Modelleisenbahnen stehen bleiben. Wir sind großzügig, wenn es um die inneren Kinder geht, ja, sie dürfen ab und zu einmal spielen, denn sie tragen ja dazu bei, dass wir uns besser fühlen. Unser inneres Kind wird so verharmlost und verniedlicht, dass wir oft erschrecken, wenn wir seine wahre Kraft und seinen immensen Einfluss auf unser Leben, seine dramatischen Verletzungen und die unbändige Freude, die es uns bringen kann, zu spüren beginnen. Oft genug wollen wir es gar nicht wahrhaben und verleugnen diese starke Kraft.

Es ist das innere Kind, das leuchtende Augen bekommt, wenn wir uns den verbotenen Eisbecher erlauben, ja. Es ist aber auch das innere Kind, das uns dazu bringt, andere und uns selbst bis zum Exzess zu kontrollieren und zu vereinnahmen oder uns vereinnahmen zu lassen. Es ist das innere Kind, das so tief einsam ist, dass wir nicht anders können, als Drogen welcher Art auch immer zu nehmen, und das diese vage Ungeborgenheit und jene Selbstzweifel, die uns immer wieder vor den Abenteuern des Lebens zurückschrecken lassen, in uns hervorruft. Es ist das innere Kind, das dafür sorgt, dass unsere Beziehungen immer wieder scheitern, weil wir immer wieder zu den gleichen Streitpunkten gelangen, und das uns im Beruf unzufrieden sein lässt, weil wir nicht für unsere Wünsche und Bedürfnisse einstehen.

Es ist aber auch das innere Kind, das sich mutig über alle Ängste und Zweifel hinwegsetzt und seinem Herzen treu bleibt. Das innere Kind schenkt uns so viel Kraft und Lebendigkeit, dass wir all unsere Aufgaben mit Leichtigkeit und Anmut erledigen könnten. Das innere Kind lässt uns entweder durch das Leben tanzen oder müde dahinschlurfen, je nachdem, wie es ihm geht. Es ist kein einzelner Persönlichkeitsaspekt, sondern ein Energiefeld aus vielen verschiedenen, kompliziert miteinander verwobenen Anteilen, die alle eins gemeinsam haben: Sie spüren und erleben die Dinge direkt und unverfälscht, sie sind die emotionalen Zeugen unserer Vergangenheit. Hier ist unsere emotionale Wahrheit gespeichert. Das innere Kind ist wie der wahre Emotionalkörper, hier ist all das zu spüren, verankert, was wir uns nicht erlaubt haben – seien es Liebe, Trauer, Angst, Schock, Wut oder überschäumende Lebensfreude. Das innere Kind ist ein Geflecht aus Erfahrungen, Wünschen, Träumen, Sehnsüchten, Erinnerungen an andere Dimensionen und liebevollere Zeiten, ein Energiefeld, das alles enthält, was man selbst – die an ihre Umgebung angepasste und funktionierende Persönlichkeit – nicht spüren kann, darf oder will. Wie auch immer ihr eure Kindheit erlebt habt, die Wahrheit ist im inneren Kind gespeichert. Was auch immer ihr träumt und euch vom Leben zu erhoffen glaubt, es ist euer inneres Kind, das das Drehbuch eures Lebens schreibt, weil es die Wahrheit kennt, das, was ihr wirklich und wahrhaftig wollt.

Wir können unser inneres Kind nur erfassen, wenn wir erlauben, dass wir von ihm im Herzen berührt werden. Das Reich des inneren Kindes ist nicht durch logische Argumente oder durch den Intellekt zu erfassen, und es reagiert auch nicht darauf. Seine Welt ist magisch, sie ist die Welt der inneren Bilder, der Symbole und der Verzauberung. Wenn ihr versteht, was in eurer Kindheit passiert ist, warum ihr verletzt seid, warum ihr auf eine bestimmte Weise reagiert, dann ist das sicher sehr hilfreich, aber es ändert absolut nichts. Das innere Kind lässt sich davon weder beeindrucken noch erreichen, im Gegenteil. Nun könnt ihr euch ganz bewusst dabei zusehen, wie ihr dennoch auf die alte, wahrscheinlich für andere völlig unverständliche Weise reagiert. Ihr wisst, warum ihr es tut, aber ihr könnt es trotzdem nicht ändern. Die inneren Kinder wirken nicht im Verborgenen, sondern zeigen sich ganz direkt in all den Situationen, in denen alte Wunden berührt werden.

Wenn ihr ein verletztes inneres Kind habt – und wer hat das nicht? –, dann braucht es eine große, beinahe heilige Macht, damit ihr in Frieden miteinander leben könnt: Mitgefühl. Für euch selbst und füreinander. Das schreibt sich leicht. Aber im Alltag, wenn ihr an genau den Stellen berührt werdet, an denen es so wehtut, dass ihr erstarrt und flüchten oder euch unsichtbar machen wollt, ist es beinahe unmöglich, Mitgefühl aufzubringen, weder für den anderen noch für sich selbst. Und so fühlen wir uns gekränkt, werden trotzig, werfen mit spitzen oder eiskalten Bemerkungen um uns, jammern, erleben uns als Opfer und machen unsere Schotten, die Chakren, dicht.

Mitgefühl, meint ihr dann, wie komm ich dazu? Bin ich seine Mutter? Seh' ich aus wie ihr Vater? Muss ich dem anderen alles recht machen, nur damit sein inneres Kind glücklich ist und Ruhe hält? Ist es nicht genau mein Mitgefühl, das mich in einer geradezu co-abhängigen Beziehung festhält? Sorge ich nicht schon genug für ihn, nehme ich mich nicht schon genügend zurück, um sie nicht zu erschrecken? Nun, wenn ihr euch mit euren inneren Kindern beschäftigt, dann haltet ihr emotionalen Zündstoff in den Händen. Die Macht, die euch das Wissen um die Verletzlichkeit des anderen gibt, kann ungeheuer zerstörerisch sein und wird eure Beziehung auf einen Prüfstand stellen. Nur diejenigen, die sich in einer wahrhaft liebevollen und unterstützenden Beziehungen befinden, sind in der Lage, die Themen des inneren Kindes anzuschauen und in die Erlösung zu bringen. Denn was bringt es, wenn man sich die Verletzungen des eigenen inneren Kindes anschaut und der Partner diese Informationen gegen einen nutzt? Nur eine neue Verletzung. »Das ist wieder nur dein inneres Kind, das Bestätigung braucht.« Wenn man diesen Satz um die Ohren gehauen bekommt, dann tut man sehr gut daran, sich von diesem Partner fernzuhalten. Es braucht also viel Vertrauen und Liebe, um sich diese Themen anzuschauen, besonders die gegenseitige Bereitschaft und Versicherung, auf jeden Machtmissbrauch zu verzichten – was gar nicht so einfach ist, denn diese Macht spielt ja auch dem verletzten und deshalb unbewussten inneren Kind in die Hände …

Eines vorweg:

Eine Liebesbeziehung wird von Mann und Frau geführt. Weder von der inneren Mutter noch vom inneren Kind noch vom inneren Vater.

Lebt man das innere Kind in einer Beziehung aus, so aktiviert man im anderen den Elternanteil oder dessen eigenes inneres Kind, ganz einfach. Bietet man die Mutter oder den Vater an, so aktiviert man das innere Kind des anderen. Willst du den Mann erreichen, liebe Leserin, dann tue es aus der Frau heraus, die du bist. Willst du die Frau haben, lieber Leser, dann lebe deinen Mann. Wie man das macht, dazu später. Aber vielleicht versteht ihr bereits jetzt, dass ihr großen Einfluss auf die Kräfte habt, die in eurer Beziehung maßgeblich wirken. Je eindeutiger jeder von euch eure Beziehung von der Mann-Frau-Ebene aus führt, desto mehr stärkt ihr den anderen in seiner Position als Mann oder Frau. Das gilt natürlich auch für gleichgeschlechtliche Beziehungen. Versteht ihr? Wenn du als Frau einen Mann haben willst, dann komme aus der Mutterrolle und aus dem inneren Kind heraus, und stehe als Frau vor ihm! Willst du als Mann eine Frau, dann höre auf, dein inneres Kind zu leben, und aktiviere den inneren Mann! Auch das schreibt sich leicht. Denn was bedeutet das überhaupt, Frau bzw. Mann sein? Wie unterscheidet man zwischen der inneren Mutter, dem Vater, dem Kind und der Frau oder dem Mann? Und überhaupt – muss man den anderen nicht, wenn man ihn bedingungslos liebt, so lassen, wie er ist? Nun, es ist durchaus legitim, vom anderen das höchste Maß an Selbstverantwortung zu fordern, das er geben kann. Das ist nicht »verändern«, sondern »ernst nehmen«. »Verändern« würde bedeuten, mehr von ihm zu wollen, als er geben kann. Wenn es dir nicht reicht, was dir dein Partner anbietet, dann passt es womöglich nicht. Was er aber geben kann und vor allem geben will, auch wenn es anstrengend ist, das willst du hoffentlich auch mit ihm teilen! Du nimmst den anderen ernst, eben weil du ihn liebst, und lässt ihm nichts durchgehen, weil diese Liebe Früchte tragen soll. Das ist Fürsorge für eure Liebe.

Und darum geht es in diesem Buch: Wie wirkt das innere Kind? Wie können wir uns selbst heilen? Was braucht es innerhalb der Beziehung? Welche Aspekte dürfen endlich aktiviert werden? Es braucht sehr viel Liebe, Nachsicht und Mitgefühl, sehr viel Stärke, um dem inneren Kind, dem eigenen und dem des Partners, einen guten Platz zu geben, vor allem, wenn ihr euch immer wieder an den gleichen Stellen berührt. Ach was, berührt. Wenn ihr immer wieder wegen der gleichen Themen kalten oder heißen Krieg gegeneinander führt!

Ich freue mich sehr, mit euch auf eine heilige Reise der Liebe zu gehen. Auf dieser Reise werden uns sieben Tore begegnen, die es zu durchschreiten gilt. Jedes dieser Tore hat einen grimmigen Wächter, der überwunden werden will – aber es lohnt sich. Lasst uns zusammen gehen, gemeinsam schaffen wir das. Vielleicht durchschlendert ihr die ersten drei Tore völlig entspannt und fragt euch, was ich euch eigentlich vermitteln will – doch unversehens steht ihr vor dem vierten und wisst nicht, wie ihr es meistern sollt … Dann freue ich mich sehr, euch von dort abholen zu dürfen.

»Hilft mir dieses Buch auch, wenn mein Partner so gar nicht an diesen Themen interessiert ist?« Ja. Denn die ersten Tore musst du sowieso allein durchschreiten, weil sie nur mit dir zu tun haben. Deine Beziehung ist der Auslöser, aber die Themen sind in dir. Wenn du deinen Anteil, deine Portion Zunder aus euren Angelegenheiten herausnimmst, dann öffnen sich mit ziemlicher Sicherheit auch für euch beide ganz neue Wege.

Ich hoffe von ganzem Herzen, euch zu dienen. Möge euch der Weg helfen, Frieden in eure Beziehung zu bringen, damit die Liebe ungehindert und noch stärker fließt.

Das erste Tor: Anerkennen, was ist Der dunkle Drache: Verleugnung

Weil ich dich liebe, erlaube ich dir,
mich auch an den Stellen zu berühren,
an denen es schmerzt.

Warum ist denn dieses innere Kind so wichtig, und worüber reden wir hier überhaupt?, magst du dich vielleicht fragen.

Sprechen wir zunächst ein bisschen über deinen Mandelkern. Das ist ein sehr alter Teil deines Gehirns, der aus dem ursprünglichen Riechhirn entstanden ist, der Teil, der zuerst auf jedes Ereignis reagiert. Er unterscheidet auf der Stelle, ob eine Situation für dich bedrohlich ist oder nicht, er ist wie ein Leibwächter, der dich blitzschnell in Sicherheit bringt. Das heißt, der Mandelkern entscheidet ohne Umschweife und ohne dass auch nur ein einziger bewusster Anteil deines Gehirns daran beteiligt ist, ob du in einer bestimmten Situation einer Flucht- und Angstreaktion (Stammhirn) unterliegst oder ob du entspannt und gelassen (Frontallappen) bleiben kannst. Die Amygdala ist tatsächlich wie ein Schalter, der zwischen den Gehirnteilen hin- und herschaltet.

Ich bin natürlich keine Hirnforscherin, aber das hier ist wichtig zu wissen: Die Mandelkerne (lat.: Amygdali, wir haben zwei davon, einen links, einen rechts) sind, wie gesagt, aus dem Riechhirn, dem Sitz unseres Geruchssinnes, heraus entstanden. Und das ist auch logisch, denn der Geruchssinn bildet das Frühwarnsystem der meisten Tiere. Er ist bei vielen Tieren die am frühesten und besten entwickelte Sinneswahrnehmung. Die Wahrnehmung von Gerüchen sorgt für blitzschnelle, unmittelbare Reaktionen, sei es der sexuelle Lockstoff eines potenziellen Partners, der Geruch einer Beute oder der eines Feindes. Im Mandelkern nun wird für jede Situation neu entschieden, ob wir mit einem älteren oder einem entwicklungsgeschichtlich neueren Anteil unseres Gehirnes reagieren und ob der Schaltkreis einer Angstreaktion aktiv wird oder nicht. Weil die Verknüpfungen zu den älteren Teilen, dem Reptilien- und dem Säugetiergehirn, älter und damit auch besser ausgeprägt und schneller sind, erfolgt die erste Reaktion bei einkommenden Informationen (jedes Ereignis bildet eine Information für unser Gehirn) zumeist aus den älteren Gehirnanteilen heraus – Wettbewerb, Überleben, dann erst Fürsorge und Emotionen. Der erste Impuls sorgt für das Überleben.

Es gibt im Mandelkern (der so heißt, weil dieser Gehirnteil wirklich wie eine Mandel aussieht) zwei verschiedene Schaltkreise: Der eine sorgt dafür, dass bestimmte Ereignisse mit Angst verknüpft werden, der andere Schaltkreis entkoppelt dieses Ereignis wieder von Angst, nämlich dann, wenn wir das gleiche Ereignis noch weitere Male erleben – dann aber ohne bedrohliche Auswirkungen. Merken wir uns also: Angst entsteht sofort, bei der ersten Bedrohung. Um diese Angst zu verlernen, braucht es dagegen mehrfache positive Wiederholungen. Das ist auch klar, denn dein Gehirn, besonders die Mandelkerne, wollen dein Leben schützen. Natürlich lernen sie sofort alles über bedrohliche Situationen und löschen diese Informationen nur langsam, denn eine gesunde, rasche und angemessene Reaktion auf Gefahr ist für die Mandelkerne nun einmal wichtiger als die Fähigkeit, entspannt spazieren zu gehen. Flucht, sich tot stellen oder Angriff sind wichtiger als Mitgefühl, zumindest waren sie es während der Zeit, als unser Gehirn entstand. Wissenschaftler nennen diese Schaltkreise Angst- bzw. Löschneuronen. Frei von Angst zu werden lernen wir also im wahrsten Sinne des Wortes über bewusst erlebte positive Erfahrungen.

Der älteste Teil unseres Gehirnes ist das sogenannte Reptiliengehirn. Dieses Hirnteil ist emotionslos und sorgt für unser Überleben, schickt uns kompromisslos in den Wettbewerb und sorgt dafür, dass wir uns ohne Umschweife verteidigen, erstarren oder angreifen. Erst das entwicklungsgeschichtlich danach entstandene Säugetiergehirn gibt uns die Fähigkeit, Emotionen, soziales Verhalten und Fürsorge zu erleben. Da die Anlagen des Reptiliengehirns aber auch hier vorhanden sind, schwanken unsere Handlungsimpulse ständig zwischen den Polen Wettbewerb und Fürsorge, Angriff und Unterstützung, dem Recht des Stärkeren und der mitfühlenden Sorge für Schwächere hin und her.

Und dann gibt es da noch die »brandneuen« Stirnlappen des Neocortex. Diese erlauben uns, komplexe Dinge wie Sprache, Musik, verfeinerte motorische Fähigkeiten, Voraussicht und abstrakte Ideen zu entwickeln. Hier finden wir vor allem unser Bewusstsein, unsere Fähigkeit, über uns selbst nachzudenken, die Dinge von verschiedenen Seiten zu betrachten und sie unabhängig von uns selbst zu sehen. Im Vorderhirn bist du in der Lage, auch die andere Seite der Medaille zu betrachten und aus deiner sehr persönlichen, dich betreffenden Sicht der Dinge das größere Ganze zu überschauen. Wenn Goethe durch seinen Faust erklären lässt, er will wissen, was die Welt im Innersten zusammenhält, dann kann er das nur über den Neocortex erfahren. Die Stirnlappen denken zu hundert Prozent kooperativ und bilden somit einen vollkommenen Gegenpol zum Reptiliengehirn.

Was hat das mit dem inneren Kind zu tun?

Nun, als Baby reift dein Gehirn gerade erst heran. Und zwar genau in der Reihenfolge, in der es auch entwicklungsgeschichtlich gereift ist. Der Frontallappen, in dem deine Vernunft und die Möglichkeit, konstruktive Lösungen zu finden, liegen, ist noch nicht aktiviert. Du reagierst ohne Sprache, ohne kognitive Fähigkeiten. Du lernst die Dinge unmittelbar durch dein emotionales und körperliches Erleben, bist nicht in der Lage, zu reflektieren und das, was du erlebt hast, zu überdenken, weil dein Vorderhirn noch nicht ausgereift ist. Du hast noch keine Sprache, somit bist du nicht in der Lage, dich auszudrücken und verständlich zu machen – außer durch deinen emotionalen und körperlichen Ausdruck. Alles, was dir gefährlich vorkommt, egal, ob es das tatsächlich ist oder nicht, wird von deinem Mandelkern, der Amygdala, als bedrohlich abgespeichert. Die Amygdala lernt über Emotionen, besonders über Angst und Schock. Und sie lernt schnell. Wenn du als kleines Kind bedroht wirst oder Angst bekommst, wenn du einen Schock erleidest, dann rafft die Amygdala sämtliche Ereignisse, die während des Schocks stattfinden, unüberprüft zusammen. Es ist, als greife sie während des Traumas, bildlich gesprochen, nach allen vier Tischtuchzipfeln eines gedeckten Tisches und stopfe das gesamte Geschirr, die Vase mit den Blumen, die Essensreste, die Tischdekoration, die Kerzen, das Besteck und auch die Servietten und die vollen Rotweingläser zusammen in eine Kiste. Sogar die CD mit der Musik, die gerade läuft, und alle Düfte im Raum packt sie dazu. Darauf schreibt sie »Gefahr, verlassen zu werden«, oder »Gefahr, körperliche Gewalt«, »Verletzung«, »Verhungern« oder was auch immer. Manchmal schließt sie sogar noch den entsprechenden Seelenanteil mit weg, damit du die Sache komplett vergisst und weitermachen kannst. Du fühlst dich an dieser Stelle dann zwar irgendwie leer, hast keine Erinnerung, bist wie taub, aber du kannst weiterleben.

Bei einem Schock werden also sämtliche bewussten Hirnteile, die bei Kindern sowieso noch nicht ausgereift sind, ausgeschaltet, und die Amygdala ergreift das Kommando. Das ist auch sehr sinnvoll. Die Amygdala entscheidet blitzschnell, ob eine Situation für dich bedrohlich ist oder ob du entspannt bleiben kannst. Ist sie bedrohlich, dann sorgt die Amygdala für die passende Stresshormonausschüttung und ermöglicht dir damit Flucht, Angriff oder Erstarrung, je nachdem, welcher Angsttyp du bist und welche Reaktion nach Meinung deiner Amygdala angemessen und sinnvoll ist.

Soweit ist das alles wunderbar und genau richtig. Wirst du nach einem Schock getröstet, darfst du weinen, darfst du wütend werden oder trauern, dann läuft die emotionale Welle aus, und du kommst wieder in dein Gleichgewicht. Wiederholt sich die schockierende Erfahrung nicht, dann sortiert dein Gehirn nach und nach diese Gefahrenkiste aus, sorgt dafür, dass alles gereinigt wird und an seinen richtigen Platz kommt, um im Bild zu bleiben. Was aber passiert üblicherweise? Du wurdest eben nicht getröstet, niemand hat überhaupt mitbekommen, dass du einen Schock erlitten hast, die Kiste modert in deinem Inneren vor sich hin. Geschieht nun etwas, das dich an den Inhalt dieser Kiste erinnert, auch wenn es überhaupt nicht unmittelbar mit dem Schock selbst in Verbindung steht – ein Duft, ein Musikstück, ein Wort –, dann reagiert dein Gehirn, deine Amygdala, wie auf eine echte Gefahr. Und das bedeutet nun einmal Flucht, Angriff oder Erstarrung. Weil eventuell ein Seelenanteil fehlt, kannst du dich überhaupt nicht an den Schock erinnern, und du fragst dich, was denn eigentlich los ist, findest aber keine Antwort. Da ist nur diese Leere.

Wenn du nun noch weißt, dass eine der ältesten und wichtigsten Funktionen deines Gehirnes die Schmerzvermeidung ist, dann kannst du dir vorstellen, wie viele unbewusste Tricks du anwenden wirst, um nie wieder die Gefahrenkiste zu berühren, ja, um ihr nicht einmal nahe kommen zu müssen. Dazu brauchst du gar nichts beizutragen, dein Gehirn macht das ganz von selbst für dich.

Als du älter wurdest, als dein Gehirn zu reifen begann, hast du mit den Mitteln, die dir zur Verfügung standen, zu verstehen versucht. Du hast aus dem, was dir das Leben angeboten und zugemutet hat, Schlussfolgerungen gezogen und Verhaltensregeln aufgestellt, um in Zukunft Schmerzen zu vermeiden. Du begannst, dich selbst zu kontrollieren, und hast, weil dein Gehirn noch nicht ausgereift war, teilweise merkwürdige kognitive Verknüpfungen gebildet. Und diese nie hinterfragt, weil auch sie unbewusst entstehen.

»Wenn ich niemanden an mich heranlasse, dann werde ich auch nicht enttäuscht.«

»Wenn ich keine Gefühle zeige, dann merkt niemand, dass ich welche habe.«

»Wenn ich nur ganz flach atme, dann tut es nicht so weh.«

»Männer (Frauen, Hunde, dunkle Tunnel, quiekende Mäuse, Spinnen, Abschiede, Gefühle, …) sind gefährlich.«

»Wenn ich funktioniere, dann komme ich irgendwie durch.«

Und so weiter. Das größte Trauma, das, welches am tiefsten sitzt, ist die Beschämung. Scham erleben wir meistens sehr früh, zu einer Zeit, in der wir noch keine Sprache haben und erst recht noch keine Möglichkeiten, uns selbst zu beruhigen. Scham vernichtet uns. Im Gegensatz zur Schuld, bei der wir glauben, wir hätten etwas falsch gemacht (was ja manchmal auch stimmt), fühlen wir uns in der Scham komplett falsch, stellen unsere gesamte Existenzberechtigung infrage. Dieser Schmerz ist so immens, dass wir alles, wirklich alles zu tun bereit sind, um das nie wieder fühlen zu müssen. Wir sind als Kinder einfach vollkommen unserem emotionalen Erleben ausgesetzt, es gibt noch keine Filter und keine inneren bewussten Aufräumarbeiten.

Wurdest du als Kind nicht gehalten, nicht geschützt oder getröstet, dann befinden sich in deinem Gehirn, bildlich gesprochen, eine Menge hochexplosiver emotionaler Sprengsätze. Diese Sprengsätze sind doppelt und dreifach gesichert, es gibt Stacheldrahtzäune und Landminen, damit sie ja nicht hochgehen und dich zerstören. Wurdest du nicht nur unabsichtlich verletzt, sondern womöglich sogar bewusst beschämt, dann hast du sinnbildlich die alte Berliner Mauer in deinem Inneren errichtet – mit Todesschützen. Wenn ihr jemand zu nahe kommt, wird ohne Vorwarnung scharf geschossen. Das klingt krass, aber das ist es auch. Denn diese Abwehr kann dich richtig gemein werden lassen. Das kann so weit gehen, dass du lieber vorsätzlich jemanden verletzt, als dich selbst spüren zu müssen – das kennst du sicher, hast es zumindest am eigenen Leib durch andere erlebt. Lieber schießt man die dunklen Pfeile ab und greift andere an, als die eigene Not zu erkennen und für sich selbst einzutreten.

Du wirst erwachsen, das heißt, dein Gehirn reift heran. Du bekommst Zugriff auf neuere Anteile, die dich differenzierter reagieren lassen. Da du aber nicht weißt, was da in deinem Stammhirn vor sich hinmodert, kannst du diesen inneren

Keller auch nicht aufräumen – außer, du beschäftigst dich ganz bewusst damit. Deine Verteidigungs- und Abwehrmechanismen werden immer besser und komplizierter, denn alles, was du mit deinem nun gereiften Gehirn lernst, steht auch der Schmerzvermeidung zur Verfügung.

Wann immer dich nun eine Situation an eine alte und damit kindliche Verletzung erinnert, und sei es noch so weit hergeholt, reagiert deine Amygdala und sendet »Gefahr im Verzug!«. Du reagierst mit Angriff, Erstarrung oder Verteidigung, ohne zu verstehen, was eigentlich gerade mit dir los ist. Womöglich, wenn dein Schmerzvermeidungssystem ganze Arbeit geleistet hat, glaubst du auch noch, deine Reaktion wäre vernünftig und angemessen. Das Dumme daran ist, dass dein nun gereiftes Gehirn nun mit all diesen verdrängten Themen anders umgehen könnte. Es würde sich also lohnen, diese Tabuzonen zu überprüfen und neu einzuordnen. Der Erwachsene, der du bist, könnte für das innere Kind das tun, was damals so dringend nötig gewesen wäre – doch wer sucht schon freiwillig all die schmerzverseuchten Gebiete auf, die der Pflege und Fürsorge bedürfen?

Und all diese Themen werden durch das innere Kind, über das wir hier reden, verkörpert. Natürlich gibt es auch andere Aspekte: Freude, Neugier, Lust auf Neues, Freiheit, Unschuld – diese Aspekte bereichern dein Leben ungemein. Doch meistens steht die Schmerzvermeidung des inneren Kindes im Vordergrund. Noch einmal zum Verständnis: Diese Schmerzvermeidung zeigt den unbändigen, unbedingten Überlebenswillen deines inneren Kindes und ist eine starke, wichtige Kraft! Es gibt aber jetzt, wo du erwachsen bist, bessere Möglichkeiten, mit Schmerz umzugehen, als ihn um jeden Preis zu vermeiden, denn du vermeidest damit auch das Leben.

Dass du mit der Hauptabsicht des inneren Kindes, Schmerz zu vermeiden, keine echte, freie, selbstbestimmte Beziehung führen kannst, wird dir sicher deutlich, oder? Für manche von uns ist es ein Wunder, dass wir überhaupt überlebt haben. Bist du zu sehr verletzt worden, dann wird dein inneres Kind niemanden an sich heranlassen und du führst womöglich nur kurze Beziehungen, die niemals in die Tiefe gehen, oder ihr lebt aneinander vorbei, ohne euch wirklich zu berühren, habt euch arrangiert. Möglicherweise lebst du auch in einem immerwährenden emotionalen Drama. Das fühlt sich vielleicht lebendig an, aber letztlich ist es emotionale Schaumschlägerei, um echte Nähe zu vermeiden – die übrigens ganz schön süchtig machen kann. Es gibt sehr gute Selbsthilfegruppen für Emotions-Süchtige (EA, Emotions Anomymous). Wer geht da wohl hin? Die im Drama verhafteten, um sich schlagenden inneren Kinder natürlich. Ich darf das schreiben, ich gehörte auch dazu.

So. Und mit alldem in deinem Inneren gehst du nun eine innige Liebesbeziehung mit einem anderen Menschen ein. Dieser Mensch weiß genauso wenig wie du, wo deine Fallstricke liegen, noch kennt er seine eigenen.

Fragst du immer noch, was das innere Kind mit alldem zu tun hat? Der erwachsene Mann und die erwachsene Frau wollen sich nahekommen, doch das innere Kind tut alles, um seinen Hunger nach Liebe bei der vermeintlichen Mama, dem angenommenen Papa zu stillen. Gleichzeitig schützt es sich mit allem, was ihm zur Verfügung steht, vor erneuten Verletzungen.

Die meisten Menschen wissen gar nicht, wie es sich anfühlt, erwachsen zu sein, verwechseln es mit übertriebener Selbstkontrolle, die sie dann »Vernunft« nennen, und diesem angespannten Funktionieren, das wir an den Tag legen. »Das Leben ist nun einmal kein Zuckerschlecken«, seufzen wir tapfer und vergessen dabei ganz, dass wir das auch nicht ernsthaft wollen können! Denn vom Zuckerschlecken wird man dick, man bekommt Karies und wird sowohl emotional aufgeputscht als auch mental träge. Das Leben ist tatsächlich kein Zuckerschlecken, es ist viel besser! Das Leben ist eher wie ein grüner Smoothie, lebendig, voller Licht und Vitalstoffe, vielfältig, gesund und sehr einfach zu haben. Zucker hingegen muss mühsam angebaut, geerntet und raffiniert werden – und das natürlich von anderen. Verstehst du?

Reden wir über das Erwachsensein. Erwachsen zu sein bedeutet, bewussten Zugriff auf die nun herangereiften Hirnteile zu haben und sie zu nutzen. Jene Hirnteile, die dir vernünftige, konstruktive Lösungen, die auf Mitgefühl und deiner echten, umfassenden Wahrnehmung basieren, ermöglichen. Du kannst, wenn du erwachsen, das heißt herangereift bist, frei entscheiden, welchen deiner vielen Impulse du Ausdruck verleihst und welche du zu deiner Handlungsgrundlage machst. Du bist selbstbestimmt und in der Lage, deine Emotionen wahrzunehmen, zudem kannst du aber auch all die anderen Aspekte sehen. Vor allem kannst du unterscheiden, ob deine Emotionen der Situation angemessen sind oder ob sie deine Verletzungen spiegeln. Bist du erwachsen, dann wirst du deine Verletzungen und deine Schmerzvermeidung nicht zur Handlungsgrundlage erheben, sondern dich gut um dich kümmern. Entscheiden aber wirst du mit dem Assoziationscortex, einem großen Teil der Hirnrinde, in dem alle in den verschiedenen Gehirnteilen ankommenden Informationen zusammenlaufen und verarbeitet werden – im Gegensatz zur Amygdala aber nicht rein emotional. Der Assoziationscortex berücksichtigt alle Faktoren, die du wahrnimmst, bewusst und unbewusst. Hier laufen im wahrsten Sinne des Wortes die Fäden zusammen, die zu einer echten, bewussten und reifen Entscheidung führen – es sei denn, du hast sie schon getroffen, indem du die der Schmerzvermeidung dienende Information deiner Amygdala zur Handlungsgrundlage auserkoren hast. Was heißt das ganz konkret? Du bleibst bewusst und handlungsfähig, egal, wie sehr dich eine Situation emotional auch triggert. Du bist in der Lage, sie als das zu erkennen, was sie ist – eine Erinnerung, die nichts mit dem Jetztzustand zu tun haben muss. Du erkennst sie an, aber du lässt dich nicht von ihr beherrschen, sondern schaust dir die Situation genau und mit all deinen Sinnen an.

Die meisten von uns verwechseln das Erwachsensein mit dem von sich selbst abgeschnittenen Funktionieren (dazu später mehr). Wenn du als Kind emotional überfordert warst, dann hast du dir aus den wenigen Informationen, die dir zur Verfügung standen, ein Weltbild gebastelt, das, wie schon öfter gesagt, auf Schmerzvermeidung beruht. Du funktionierst wie gewünscht, besonders emotional, du verleugnest, was dich tatsächlich bewegt, nimmst weder deine Gefühle noch deine Wünsche und Träume zur Kenntnis und tust, was die Situation eben erfordert, damit du nicht noch mehr verletzt wirst. Du bist tatsächlich ein Opfer der Umstände, die dir deine Eltern anbieten oder zumuten, denn du kannst dich nur anpassen, aber nicht eigenständig entscheiden und agieren. Du kannst nur verweigern oder funktionieren, mehr Möglichkeiten hast du nicht, wenn du nicht gehört wirst.

Leider hat uns niemand gesagt, dass wir irgendwann damit aufhören dürfen, weil das gesellschaftlich gesehen eine relativ neue Entwicklung ist. Die Kirche und der Staat waren in vergangenen Zeiten (und ja, natürlich auch heute noch, aber wir brauchen nicht mehr mitzumachen) sehr daran interessiert, dich im negativen Kindstatus zu halten, in Angst und Abhängigkeit. Kirche und Staat sind in den meisten Fällen schlechte Eltern. Solange sie an deiner Abhängigkeit und nicht an deiner Reifung und Selbstbestimmung interessiert sind, musst du ihre sogenannte Fürsorge nicht besonders ernst nehmen.

Niemand hat dir je gesagt, dass du nun erwachsen bist und damit die Verantwortung für dich und deine Entscheidungen nicht nur selbst übernehmen darfst und sollst, sondern, und das ist der Knackpunkt, auch KANNST. Dein Gehirn ist aufgrund seiner Reifung in der Lage, die Dinge zu überblicken und die Verantwortung, die du auf dich nimmst, auch zu tragen. Wenn du das aber nicht üben durftest, wenn du nicht nach und nach in deine Selbstbestimmung geführt wurdest, wenn dir nicht erlaubt wurde, eigene, auch unbequeme Entscheidungen zu treffen, ohne dass sofort Schmerz durch Liebesentzug, Ärger, Enttäuschung oder Gleichgültigkeit die Folge war, dann weißt du gar nicht, dass du es nun kannst. Du verwechselst das angestrengte, von dir selbst abgeschnittene, funktionierende Wesen, zu dem du geworden bist, mit dem

echten Erwachsenen, der seine eigenen Entscheidungen trifft und Ja sowie Nein sagen kann und darf.
Deshalb hier eine Liste mit den Rechten, die du als Erwachsener hast und für dich in Anspruch nehmen darfst:

Du hast das Recht, Nein zu sagen, wenn dir eine Situation nach sorgfältiger Prüfung gegen den Strich geht, weil sie nicht dem Leben dient.

Du hast das Recht, Ja zu sagen, wenn dir eine Situation als sinnvoll und dem Leben dienend erscheint.

Du hast das Recht, deine innerste, sorgfältig geprüfte Wahrheit zu deiner Handlungsgrundlage zu machen, egal, ob sie anderen gefällt oder nicht.

Du hast das Recht, die Konsequenzen all deiner Entscheidungen zu tragen und auf dich zu nehmen.

Du hast das Recht, dich vollkommen verantwortlich für dich und dein Leben zu fühlen und alles zu tun, was dich und dein Leben nährt und schützt.

Du hast das Recht, für all das einzustehen, was dir heilig ist und innig am Herzen liegt.

Du hast das Recht, du selbst zu sein und deine sorgfältig geprüfte Sicht der Dinge für dich als Basis deiner Handlungen anzuerkennen.

Warum schreibe ich so oft »sorgfältig geprüft«? Weil es beim Erwachsensein genau darum geht. Du beziehst alle dir zur Verfügung stehenden Informationen mit ein und überprüfst sie sorgsam – denn die Konsequenzen trägst du auch! Du machst dir die Mühe, die Informationen, die dir noch fehlen, einzuholen, und bist in der Lage, ein inneres »Ich weiß es noch nicht« auszuhalten. Du triffst deine Entscheidungen achtsam und nicht aus Angst und um Schmerz zu vermeiden, sondern im Dienst am Leben. Und du versteckst dich niemals hinter billigen Ausreden und Argumenten, sondern bist verfügbar und verantwortungsbewusst – auch das im Dienst am Leben.

Wenn du dein inneres Kind nicht kennst und nicht gut in dir selbst beschützt, wenn du nicht bewusst die Verantwortung für sein Wohlergehen übernimmst, dann wirkt es unbewusst, aber sehr deutlich in deinen Beziehungen. Dass wir mit all diesem inneren Sprengstoff überhaupt auch nur einigermaßen friedliche Beziehungen führen können, grenzt an ein Wunder, findest du nicht? Es kann also nur besser werden, wenn wir uns dem inneren Kind – dem eigenen! – nähern.

Was meine ich eigentlich dauernd mit »Dienst am Leben«?

Wir alle haben als Wesen der Erde ein untrügliches inneres Gespür für das, was dem irdischen Leben dient und was nicht. Wir alle wissen, wenn wir ehrlich sind, ob wir aus Angst (Stammhirn!) und Egoismus oder aus Mitgefühl (Neocortex!) und zum Wohle aller handeln. Oft genug gehört das Neinsagen dazu. Denn wenn du dich nicht um dich selbst kümmerst, wenn du nicht gut für dich sorgst, dann nötigst du, ohne es zu wollen (oder auch bewusst), andere dazu, das für dich zu tun. Es gibt einen großen Unterschied zwischen »gut für dich sorgen« und »alles an dich raffen, was möglich ist«. Das eine geschieht aus Liebe zum Leben, das andere aus Angst vor Mangel. Das eine fühlt sich frei und weit an, dein Gewissen ist friedlich, und du kannst dir im Spiegel in die Augen sehen, das andere erfordert komplizierte Rechtfertigungskapriolen vor dir selbst und vor anderen und fühlt sich innerlich eng an. Der Blick in den Spiegel, wenn du ihm standhältst, zeigt dir einen harten und verbissenen Gesichtsausdruck. Du atmest flach. Dein Gewissen plagt dich zu Recht, und du tust alles, um die Schuldgefühle, die durchaus angemessen sind, zu verdrängen. Damit fügst du dir nur selbst weitere Schmerzen hinzu, und du suchst dein Heil darin, noch mehr zusammenzuraffen. Es ist nicht besonders gesund, gegen dein wahres Gefühl zu handeln. All das weiß der erwachsene, gereifte Teil deines Gehirnes. Und nur darum geht es beim Erwachsensein. Alles andere, das Funktionieren, das »Höher, schneller, weiter« im Job, das Nichtfühlen, die ängstliche Kontrolle, die wir mit Vernunft verwechseln, ist Unsinn, den wir uns selbst ausgedacht haben. Er gehört nicht zum Leben, sondern zu dem, was wir daraus gemacht haben. Und deshalb müssen wir ihn auch nicht besonders ernst nehmen oder uns ihm gar unterordnen, diesem Unsinn.

Du bist erwachsen. Damit bist du in der Lage, die Verantwortung für deine Handlungen und Entscheidungen vollkommen zu tragen und zu übernehmen. Der Preis dafür? Du kannst nie wieder einen anderen Menschen für dich und deine Entscheidungen verantwortlich machen … und damit schließt sich der Kreis zum Thema dieses Buches.

Fangen wir an.

Ich sitze hier an einem Montagmorgen und schreibe diesen Text, mein Partner liegt noch im Bett. Er hat heute Morgen einen Arzttermin, Blutabnahme, er soll zwischen sieben und acht Uhr dort sein. Die Praxis ist zwei Minuten zu Fuß entfernt, es ist Viertel nach sieben, und ich werde unruhig. Das Drama beginnt:

So langsam könnte er aufstehen, denke ich wenig freundlich, das ist doch mal wieder typisch, auf den letzten Drücker, er mauert wieder, das ist die Verweigerung seines inneren Kindes … Er hat Angst vor der Nadel, aber sollte er nicht sein inneres Kind beruhigen und trotzdem hingehen? Das macht er immer so, er verweigert, und dann bleibt es an mir hängen … Soll ich nun zu ihm gehen und ihn wecken oder nicht, bin ich etwa seine Mutter? Aber wenn er es verpasst, habe ich ihn dann nicht auflaufen lassen, ihn im Stich gelassen? Diese Untersuchung ist wichtig, was mache ich nur? Bringe ich ihm Kaffee? Nein, Kaffee soll er ja nicht trinken, er soll nüchtern kommen … und das wäre nur wieder ein Trick, um ihn zu wecken, ohne kontrollierend zu wirken … Soll ich ihm zutrauen, dass er es von allein schafft, oder die Verantwortung übernehmen? Will ich das überhaupt alles? Übernehme ich nicht viel zu viel Verantwortung, ich möchte so gern einen Mann haben, der sich gut um sich selbst kümmert … Wenn ich wie seine Mutter bin, dann hat er bald keine Lust mehr auf mich, und dann haben wir keinen Sex mehr und überhaupt, ich will mich nicht so fühlen …

Ich atme flach, ich bin angespannt, traurig, voller Angst, dass er den Termin verpasst, weil das bedeuten würde, ich müsste diese Beziehung beenden, denn ich hab die Nase voll davon, mit einem Kind zusammen zu sein, das verweigert und mauert.

Soweit das Beziehungsdrama. Und jetzt mein eigenes:

Hey, der hat gefälligst zu funktionieren, ich muss das auch. Wer zu spät kommt, den bestraft das Leben. Und was soll das überhaupt, dass er sich einfach so im Bett herumwälzt, während ich schon wieder schreibe und arbeite und mir Sorgen mache? Will ich das? Wer kümmert sich eigentlich mal um mich, an mir bleibt immer alles hängen. Wenn ich nicht da wäre, würde hier alles den Bach runtergehen … Ich fühle – ich sage es ganz ehrlich – Verachtung. Das Allerblödeste an dieser Situation ist, dass ein Teil von mir diesen ganzen Unsinn glaubt. Sonst wäre es ja einfach …

Und noch während ich das schreibe, kommt er die Treppe herunter, gibt mir einen Kuss und geht zum Arzt. Es ist 7.45 Uhr, er hat noch alle Zeit der Welt. Und weil er ein herzensguter Mensch ist, bekommt er nichts von meinen ätzenden Gedanken mit. Zum Glück. Man könnte mich deshalb zu Recht verlassen. Liebevoll und unterstützend zu sein geht anders.

Was ist passiert? Und, noch wichtiger, wie hätte ich das anders regeln können?

Ich könnte mich jetzt mit wenig hilfreichen »spirituellen« Benimmregeln abkanzeln. Du sollst doch nicht werten, Frau Hühn! Oder ich schaue, was tatsächlich geschehen ist, bewerte also eben nicht meine eigenen Gefühle, sondern lasse sie in mir sein, wie sie sind, und nutze somit das erste Tor ... und pralle gegen eine innere Wand. Stopp, schreit es in mir. Es gibt wie bei jedem Tor, das einigermaßen taugt, einen Wächter – in diesem Fall ist es ein großer, dunkler Drache, der »Verleugnung« heißt.

Oft genug scheitern wir schon beim Anblick dieses ersten dunklen Drachen. Denn wie wir weiter vorn gelernt haben: Eine der Hauptfunktionen des Gehirnes ist die Schmerzvermeidung. Dieses innere Tretminenfeld aus Verleugnung und Verdrängung funktioniert natürlich auch vor uns selbst. Wir werden müde, uns fällt plötzlich ein, dass wir unbedingt noch dies oder jenes zu erledigen haben, wir fühlen diese komische Lustlosigkeit. Sogar beim Schreiben spüre ich die Ablenkungsmanöver: Ich sollte schnell meine E-Mails checken, kochen, etwas essen. Und ist es nicht sowieso Zeit, mich endlich einmal auszuruhen, ist es nicht nur mein Perfektionismus, der von mir verlangt, diesen Satz hier durchzustehen? Es ist nicht zu fassen, welche Register die Schmerzvermeidung zieht, dabei will ich doch nur darüber schreiben! Es zieht mich mit Macht vom Schreibtisch weg zu meinem Suppentopf, das ist wirklich fast nicht zu glauben.

Es genügt also nicht, bewusst zu entscheiden, sich die eigenen inneren Themen anzuschauen. Es braucht auch einen Schlüssel, um das erste Tor zu öffnen.

Erster Schlüssel

Übung

Wenn du bemerkst, und das ist das Schwerste, dass du unangemessen reagierst, dann halte inne. Atme. Schließe die Augen, und nimm wahr, was du fühlst. Auch wenn du es noch nicht kennst: Akzeptiere, dass hier ein inneres Kind wirken könnte. So sehr du dich auch dagegen wehrst und so recht du auch haben magst: Halte in jedem Fall inne. Gib dir selbst und deinen Gefühlen Raum. Fühle sie, ohne sie in Entscheidungen und Handlungen umzusetzen. Erbitte dir vom Partner eine Auszeit, bestehe darauf. Es ist wirklich ein enormer Schritt: Du verlässt die Bühne deines eigenen Dramas und schaust einmal wieder ins Drehbuch. Es kann sein, dass die Szene so abgegriffen ist, dass du sie in- und auswendig kennst. Spiele sie heute bitte NICHT. Du hast noch nichts anderes, nun gut. Wisse: Immer dann, wenn du diese Erfahrungen wiederholst, verstärkst du das Muster, das in deinem Mandelkern gespeichert ist. Lass die Szene heute aus, dein Publikum wird es verkraften.

Benutze diesen Schlüssel bitte auch dann, wenn du dazu neigst, den Vater oder die Mutter zu geben. Lass es sein.

Halte den Kontrollverlust aus, und gib vor dir selbst zu, dass hier ein inneres Programm abläuft.
Innehalten, atmen, was soll denn das für ein alberner Rat sein, magst du denken. Tue es dennoch. Es ist ein riesiger Schritt, innezuhalten, und es ist genau das, was du brauchst, um anzuerkennen, dass hier ein altes, wirklich langweiliges Muster abläuft. Gehe aus dem Zimmer. Gehe spazieren. Beende das Gespräch. Sage deinem Partner, dass du etwas Neues ausprobieren willst und dazu zunächst das Alte sein lassen musst. Du wirst spüren, wie stark der Drang ist, zurück ins Zimmer zu rennen und deinen Text abzuliefern, wie auf Knopfdruck. Und so ist es auch, es ist ein Knopf in deinem Innern, der gedrückt wurde.
Lass es sein. Mit dem ersten Schlüssel lässt du es sein. Atme. Gehe raus, mache etwas Vernünftiges. Bei den Anonymen Alkoholikern sagt man: Enthalte dich des ersten Glases. Und so ist es auch hier: Enthalte dich des ersten Satzes, mit dem du deinen Text üblicherweise beginnst. Beides ist gleich schwer: das erste Glas stehen zu lassen und den ersten Satz bei sich zu behalten.

Ich werde nie vergessen, wie ich zum ersten Mal diesen Raum in mir entdeckt habe und wie schwer es war. Ich hatte Streit mit meinem damaligen Partner. Mein inneres Kind fühlt sich sehr schnell beschämt und steht dann innerlich in einer Ecke, aus der ich es nicht mehr herausbekomme, ich wehre ab, verstumme, argumentiere – das Drama läuft. An diesem Tag, ich weiß nicht, woran es lag, fühlte ich plötzlich ein kleines Zeitfenster in mir, bevor ich mein Schaustück ablieferte. Ich konnte innehalten und nachdenken, nicht einfach nur krampfhaft die Kontrolle bewahren, sondern wahrhaftig nachdenken, neutral und vernünftig. Und ich konnte aussteigen. Das Wunderbarste war, dass mein Partner das Gleiche tat. Wir schauten uns an und konnten unseren Konflikt auf einmal lösen, konnten unsere Gefühle wieder spüren, statt die Angst zu kontrollieren, und fanden einen ganz einfachen Weg aus diesem speziellen Dilemma hinaus – wie das meistens so ist, wenn der Frontallappen nach genialen Lösungen jenseits von Schmerzvermeidung suchen darf. Wie genial sind dann erst zwei Frontallappen, die frei und ungehindert vor Ideen und Lösungen blitzen und funkeln dürfen?!

Zurück zu meinem Beispiel mit dem Arzt, dem Blut und dem Aufstehen: Wenn ich genauer hinschauen will, dann muss ich mir folgende Fragen stellen – und eine Antwort in mir finden: Wer in mir ist denn tatsächlich betroffen? Wer hat eine solche Angst? Wer spürt die immense innere Spannung, die zu diesem inneren Dialog geführt hat? Ich erinnere mich an meine eigene Kindheit, an viel Druck, alles richtig zu machen, an die gefühlte Ungeduld meines Vaters, die gefühlte Unbarmherzigkeit meiner Stiefmutter. Ich fühlte mich oft als Kind sehr unter Druck gesetzt, gehetzt, voller Angst, nicht mitgenommen zu werden, wenn ich nicht schnell genug am Auto war. Aha!, denke ich, klar. Ein Arzt ist eine Respektsperson, es geht um die Gesundheit meines Partners, ich habe aus vielen Gründen Angst: zum einen, dass er etwas hat und nicht entsprechend verantwortungsbewusst reagiert, zum anderen, dass der Arzt ihn nicht mehr drannimmt, wenn er zu spät kommt, zum Dritten aber auch, dass ich keinen zuverlässigen, selbstverantwortlichen Mann an meiner Seite habe, sondern ein Kind, auf das ich mich nicht verlassen kann. Weil er mir so nah ist, nähren meine eigenen Kindheitserfahrungen die Befürchtungen über ihn.

All das muss ich anerkennen, ob es mir gefällt oder nicht. Denn erst jetzt kann ich handeln. Ich gehe zu meinem inneren Kind, nehme es in den Arm und sage ihm, dass ich da bin und auf es aufpasse. Ich sage ihm, dass diese Angelegenheit nichts mit ihm zu tun hat. Ich sage ihm, dass es nicht für meinen Partner verantwortlich ist und sich deshalb wieder entspannen kann. Außerdem sage ich ihm, dass die Konsequenzen nicht immer so schlimm sind, wie ich es als Kind erlebt habe. Es gibt eine zweite Chance, wenn man einen Termin verpasst hat. Nicht immer ist Verachtung die Antwort, wenn man etwas versäumt hat. Und ich verstehe, die Verachtung, die ich auf einmal gespürt habe, war das Echo der gefühlten Reaktion meiner Eltern auf mich selbst, wenn ich in ihren Augen getrödelt habe. Es hatte einfach alles überhaupt nichts mit ihm als Ganzes zu tun. Und jetzt kann ich ihn mit den Augen der inneren erwachsenen Frau sehen:

Er hat seinen eigenen Rhythmus, sorgt für sich, indem er so lange im Bett bleibt, wie es für ihn angemessen ist, und ich darf darauf vertrauen, dass er seine Angelegenheiten regelt. Natürlich bin ich ein gebranntes Kind, ich war oft genug mit Partnern zusammen, die das eben nicht taten und für die ich einspringen musste, weil ich aus vielen Gründen nicht anders konnte.

Wie hätte ich anders mit der Situation umgehen können?

Statt in mich hinein zu grollen, hätte ich mich zu ihm setzen und mit ihm reden können – ich erkenne im ersten Tor an, was ist, erlaube mir meine Gefühle, weil ich sie im Moment sowieso noch nicht ändern kann. Aber ich ziehe keine Konsequenz und Schlüsse aus meinen Gefühlen! Ich fühle, was ich eben fühle, ich rede es weder schön, noch nutze ich irgendwelche Techniken, um meine Gefühle zu ändern. Ich atme und nehme es wahr. Doch statt meine Gefühle als objektive Wahrnehmung zu betrachten, denn das sind sie nicht, erkenne ich meine Gefühle als Ausdruck meiner eigenen Verletzungen und Befürchtungen an. Denn das ist das Geschenk des ersten Tores: Ich erkenne an, dass ich gerade aus meinem inneren Kind heraus handle. Ich kann es noch nicht ändern, ich weiß nicht, was ich stattdessen tun soll. Doch ich erkenne an, dass es so ist.

> *Warum* ist das nur so schwer, warum braucht es gleich ein ganzes *Tor* dafür? Ganz einfach: Um anzuerkennen, dass du aus dem *inneren Kind* heraus handelst, musst du damit aufhören.

Erlaube mir zur Verdeutlichung an dieser Stelle, einen Ausflug zu den Schamanen zu unternehmen: Schamanen haben einen Kompass, mit dem sie jedes Ereignis einordnen können. Dieser Kompass heißt »Medizinrad« und ist tatsächlich den Himmelsrichtungen nachempfunden. In der Mitte findest du dich selbst, dein »Ich« (nicht das Ego, sondern das handelnde, sich wahrnehmende Selbst). Die verschiedenen Richtungen stehen für die verschiedenen Arten zu fühlen, zu denken und zu handeln, je nachdem, worauf sich das Medizinrad bezieht. (Nur für die, die es interessiert: Im Osten findest du Feuer, Kreativität, Männlichkeit, Impulse, im Süden Wasser, den Fluss, Gefühle, Pflanzen, im Westen die Erde, Nähren, Stabilität, Weiblichkeit, im Norden Luft, Tiere, das Denken, Verträge schließen, klare Absprachen treffen.)

Wenn wir über das innere Kind reden, dann siedeln die Schamanen dieses auf dem Medizinrad im Süden an. Der Erwachsene dagegen befindet sich im Norden. Nun ist es nicht möglich, außen herum durch die anderen Richtungen zu laufen. Wenn du die Richtung ändern willst, also einen neuen Platz einnehmen möchtest, musst du zunächst deinen Platz aufgeben, zur Mitte zurückkehren und von da aus neu wählen. Hängst du aber in einer kindlichen Angstreaktion fest, dann ist es schier unmöglich, zur Mitte zurückzukehren, denn du fühlst dich vollkommen handlungsunfähig. Das Programm spult sich einfach ab. Dieses Bild kann dir helfen, wenn du dich in einer Situation verfangen hast: Erkenne, dass du dich am äußersten Rand eines Kompasses oder Medizinrades befindest und dass es notwendig ist, zur Mitte zurückzukehren, damit du dich neu ausrichten kannst. Deshalb: Halte inne. Atme. So kommst du in die Mitte zurück.

Du erinnerst dich an deine Amygdala? Wenn sie, bildlich gesprochen, zu blinken beginnt, wenn sie Alarm schlägt, dann bist du nicht mehr in der Lage, fein säuberlich zu unterscheiden, was dich bedroht und was nicht. Du hängst fest im Muster, verstrickst dich in den widerstreitenden Gefühlen. Um sich dessen bewusst zu werden, braucht es einen gewaltigen Schritt aus der Flucht-, Angriffs- oder Erstarrungsposition heraus. Das Bemerken eines Zustandes, die sogenannte Metaebene, findet im Frontallappen statt. Und so befindet sich das Tor, durch das du gehst, mitten in deinem Gehirn: Du wechselst vom hinteren Stammhirn nach vorne in den Neocortex. Der dunkle Drache ist Teil deiner Amygdala. Denn wir müssen, wenn wir wirklich durch dieses erste Tor gehen wollen, sehr ehrlich mit uns selbst sein, dahin schauen, wo es wehtut, sogar dahin, wo die Scham sitzt. Ein Teil in dir glaubt, er werde sterben, wenn er das alles fühlen müsse, denn als Kind war es wirklich nicht auszuhalten, so einsam zu sein.

Und so brauchen wir, wenn wir dieses Tor nutzen wollen, eine weitere Kraft: einen Verbündeten. Jemand, der für uns da ist, der mit uns geht. Doch wer könnte das sein? Du selbst natürlich, dein erwachsenes Ich, das, was jetzt gereift ist. Es kann sein, dass du dieses erwachsene Ich noch gar nicht kennst, nicht spüren kannst. Da ich dir diese Unterstützung nicht gern in Form von komplizierten Meditationen anbieten möchte – weiß ich denn, ob du überhaupt Muße und Lust zum Meditieren hast? – möchte ich dir ein anderes Werkzeug vorstellen, eine Achtsamkeitsübung (jetzt weißt du auch, warum Innehalten und Atmen eine gute Idee war!):

Übung

Richte deine Aufmerksamkeit bitte auf deinen Kopf. Stelle dir nun vor, du hättest einen Lichtschalter im Gehirn. Mit diesem Schalter entscheidest du, welche Bereiche aufleuchten und welche nicht. Er hat verschiedene Stellungen, die beschriftet sind. »Schmerzvermeidung« kannst du lesen, aber auch »echte Lösungen«, »Selbstverantwortung«, sogar »Lebensfreude« und, du glaubst es kaum, aber da steht es: »Erleuchtung«. Kippe nun diesen Schalter von »Schmerzvermeidung« auf »echte Lösungen«.

Auf einmal beginnt das Gehirn direkt hinter deiner Stirn, zum Leben zu erwachen, die Neuronen am Oberkopf und hinter der Stirn blinken und blitzen, leuchten in den verschiedensten Farben auf. Stelle dir nun vor, es gäbe ein Gehirnzentrum, in dem du bereits jetzt eine erwachsene Lösung für deinen momentanen Zustand kennst. Stelle es dir einfach vor, tue so, als ob. Das ist durchaus legitim. Dieser Bereich blinkt jetzt auf, strahlt geradezu. Atme ein paar Mal tief durch, gewöhne dich an diesen Zustand. Was ist hier anders, kannst du das wahrnehmen? Von hier aus kannst du dir die Dinge mit neuen Augen anschauen, hier vorne im Frontallappen bist du sicher. Und weil du die Situation anders anschaust, fühlst du sie auch anders. Deshalb kannst du anders reagieren – möglicherweise auch gar nicht. Möglicherweise ist bereits alles in Ordnung.

Du vollziehst damit einen immensen Schritt. Du wechselst deine Perspektive, du tust genau das, was du als Kind eben nicht konntest, und beginnst, noch im emotional geladenen Zustand der vermeintlichen oder tatsächlichen Verletzung deine reifen, erwachsenen Hirnteile zu nutzen. Damit baust du eine Brücke, die immer stabiler und gangbarer wird, je öfter du sie gehst. Stelle dir einmal vor, du gehst tatsächlich in deinem Gehirn spazieren. In dem Moment, in dem du das Stammhirn mit seinen Angstmustern verlässt, bahnst du dir einen neuen Weg, den sich dein Gehirn merkt – vorausgesetzt, du wiederholst ihn. Du brauchst sehr viel Bewusstsein und innere Kraft dafür, denn die Neuronen feuern dir ihre Geschosse um die Ohren, der dunkle Drache faucht und spuckt Feuer – um dich vor erneuter Verletzung zu schützen!

Die Herausforderung des ersten Tores ist also folgende:

Erkenne an, dass du womöglich aus dem inneren Kind heraus fühlst oder handelst, auch wenn deine Empörung, die Verletzung, der Ärger sehr erwachsen und vernünftig wirken. Es ist ein riesiger Schritt, aus dem selbstgerechten Ärger auszusteigen und bereit zu werden, zumindest zu überprüfen, ob du der Situation angemessen reagierst oder ob das innere Kind antwortet.

Woran erkennst du überhaupt, ob das innere Kind die Fäden in der Hand hält?

Du bist empfindlicher, als es der Situation angemessen ist. Du spürst in einer Situation, dass du wenig konstruktiv reagierst. Denn die konstruktiven Lösungen findet nun einmal der frontale Cortex. Du bist nicht fähig, vernünftig zu handeln, und du machst innerlich zu, oder du wirst aggressiv und greifst an. Merkwürdige Befürchtungen machen sich in dir breit. Du verlierst das Gefühl für deine Mitte, dafür, dass du fest und stabil auf der Erde stehst und innerlich anwesend bist. Deine Gedanken rotieren, und du versuchst, die Situation irgendwie zu kontrollieren und zu meistern. Du fühlst Scham oder die irrationale Angst, verlassen zu werden. Du bist nicht in der Lage, eine Situation zu verlassen, wenn sie dir nicht guttut, sondern fühlst dich abhängig vom Partner.

Nicht immer sind die Ängste, verlassen zu werden, die Ängste des inneren Kindes. Manchmal schämst du dich, ohne im inneren Kind zu sein, oder du fühlst dich angegriffen, wirst aggressiv oder bist abhängig. Der Unterschied ist, dass du, wenn du im Erwachsenen-Ich bist, echte Lösungen findest und dich emotional schnell wieder fängst. Im Kind-Ich ist das nicht möglich, sondern du wirst kopflos, handlungsunfähig und beginnst, dich selbst, deine Gefühle und die Situation zu kontrollieren und zu vermeiden, statt sie zu klären. Du beschwichtigst dich und den anderen, findest Ausreden für dich und den Partner, greifst an, flüchtest in gedankliche Konstrukte, statt dir anzuschauen, was tatsächlich geschieht. Wenn du dich darin erkennst, dann wird es Zeit, anzuerkennen, dass womöglich dein inneres Kind wirkt und versucht, deine Beziehungen zu führen, nicht der Mann oder die Frau. Woran liegt das? Weil du es vielleicht gar nicht anders kennst, Scheu vor der Verantwortung für dich selbst hast, co-abhängig bist oder weil du deine Beziehung sonst gar nicht führen könntest. Denn wenn der Partner immer wieder aus dem Eltern-Ich heraus agiert, dich kontrolliert, bevormundet und beschämt, bestraft, wenn du dich gegen seinen Willen verhältst, belohnt, wenn du »brav« bist, dann wirst du die Beziehung womöglich verlassen müssen, wenn er sein Verhalten nicht ändert.

Aber so weit sind wir noch lange nicht. Wenn du aufhörst, aus dem Kind-Ich heraus zu fühlen und zu handeln, dann kann der andere endlich aufatmen und das Eltern-Ich ablegen. Anders herum ist es genauso: Wenn du aufhörst, die Mama oder den Papa zu spielen, egal, wie sehr dich der andere dazu nötigt oder zu nötigen scheint, dann muss er den Schritt in die Selbstverantwortung wagen, oder es geht auf die Dauer schief. Wie aber wechsle ich von der gefühlten Mutterrolle, der Vaterfigur in den Erwachsenen, und warum ist das oft so schwer?

Immer wieder erkennen wir in der Arbeit mit Gruppen und mit systemischer Aufstellung, wie ungeheuer zwingend und stark die Bindungsenergie der Eltern-Kind-Beziehung ist. Das bedeutet: Wenn einer von euch beiden aus dem inneren Kind heraus agiert, mit all seiner Verletzlichkeit, Bedürftigkeit und seiner kindlichen Anspruchshaltung nach Beachtung und Anerkennung vor dir steht, dann kannst du fast nicht anders, als den fürsorglichen Part zu übernehmen. Es mag sein, dass du wütend, aggressiv, müde wirst, genervt bist, und dennoch reagiert ein ganz ursprünglicher Teil deines Gehirns und beginnt, sich um den anderen zu kümmern, ob du das willst oder nicht.

Agiert ihr gar beide aus dem inneren Kind heraus, dann kann es sein, dass die Angelegenheit, um die es geht, endet wie damals im Sandkasten: Alle Sandkuchen sind kaputt, und jeder heult. Einer von euch beiden wird üblicherweise einlenken, schneller als der andere ins Erwachsenen- oder Eltern-Ich wechseln und die Dinge dem Anschein nach ins Lot bringen. Doch in Wahrheit ist nichts geklärt, ihr lebt in einer scheinbar lebendigen, in Wahrheit aber einfach nur emotional dramatischen Beziehung, in der echtes Wachstum kaum möglich ist. Das bedeutet, ihr trefft nur sehr wenige dem Leben dienende, echte Entscheidungen, die euch beide betreffen. Für eure leiblichen Kinder könnt ihr bestimmt hervorragend sorgen, aber wenn es um euch beide geht, um das, was ihr vom Leben wollt, dann arten die Gespräche in Machtkämpfe aus, in denen ihr euch gegenseitig die Schuld für euren Verzicht auf was auch immer zuweist, statt in echter Aufrichtigkeit klar zu kommunizieren. Ihr übernehmt nicht die Verantwortung für eure tiefen Wünsche und Bedürfnisse und legt sie dem anderen klar dar, sondern druckst herum, hofft, der andere würde es irgendwie spüren, und ihr grollt unterschwellig, im schlechtesten Fall verweigert ihr passiv-aggressiv.

Auch andersherum funktioniert das: Wenn einer von euch beiden aus dem belehrenden und meistens auch Spaß verderbenden Eltern-Ich heraus agiert, zwingt er den anderen beinahe in die Kinderrolle, was ja auch Sinn der Sache ist. Du hast einfach ein bisschen mehr Kontrolle, wenn du die Elternrolle übernimmst. Schaue in diesem Fall bitte erst recht auf dein inneres Kind. Denn dieses verletzte innere Kind ist es, das den Kontrollverlust befürchtet.

Zu viel Theorie, wie wäre es mit einem Beispiel, denkst du? Bitte sehr:

Seit Monaten, ach, was rede ich, seit Jahren gibt es eine Baustelle in deinem Haus, sagen wir, der Flurbereich muss deiner Meinung nach neu gefliest werden. Die alten Fliesen waren kaputt, wurden auch fein säuberlich herausgehauen. An deren Stelle liegt seit Jahren nun eine zwar praktische, innenarchitektonisch aber fragwürdige Spanplatte. Du quengelst, du redest sachlich darüber, du willst einen Handwerker bestellen, damit es erledigt wird, doch immer hörst du nur: »Lass, das ist meine Sache, ich kümmere mich darum.« Nun gut, denkst du, du willst ja nicht übergriffig sein, also versuchst du, die statt schicker Fliesen auf dem Boden liegende USB-Platte zu übersehen, und putzt irgendwie drum herum. Eines Tages, du weißt gar nicht, wie dir geschieht, reißt dein Partner tatsächlich diese Platte vom Estrich. Große Pläne hat er, Hartholzboden im Eingangsbereich, er ist schon in Gedanken auf dem Weg zum Baumarkt, er wirkt eifrig und zufrieden. Ihn jetzt zu stoppen wäre wirklich ziemlich dumm. Doch was tust du?

»Hartholzboden?«, fragst du kritisch und zweifelnd. »Im Flur? Ist der nicht zu empfindlich? Und hatten wir nicht Fliesen vereinbart?« Und übrigens, nein, das hattet ihr nicht, du wolltest welche, und er hat nicht widersprochen, das ist kein Ja! Egal, wie du deine Frage auch gemeint hast: Für deinen Partner klang es, als stünde die ewig nörgelnde Mutter oder der ewig mit ihm unzufriedene Vater in der Tür. Das innere Kind deines Partners wird traurig oder trotzig, doch so schnell gibt es nicht auf. Er holt die vom Bau noch übrig gebliebenen Fliesen aus dem Keller, die gleichen, die schon immer im Flur waren, und legt sie aus, um zu schauen, ob sie reichen. Ein bisschen beleidigt ist er schon, aber er versucht, es dir recht zu machen. Die gleichen Fliesen, denkst du, sieht denn der Mann nicht, wie altmodisch und langweilig die sind? Wieder greifst du ein, womöglich ein bisschen spöttisch, nörgelig oder genervt, je nachdem, wie du es selbst als Kind erlebt hast.

»Gut, wir fahren in den Baumarkt und schauen, welche Fliesen du willst«, sagt er, und damit bist du immer noch sehr gut bedient. Er könnte dir auch diese Fliesen vor die Füße werfen. Weil du aber ganz genau weißt, dass ihr euch im Baumarkt sowieso nicht einig werdet, weil du die Kämpfe schon kennst, weil du ganz andere Vorstellungen hast als er und weil ihr niemals klar miteinander darüber geredet habt, ihr also gar nicht wisst, worauf der andere besonderen Wert legt und warum, wirst du auf der Stelle müde.

»Heute kann ich nicht, ich hab noch die ganze Wäsche«, sagst du, »und überhaupt, das Bad muss auch noch gemacht werden. Warum fängst du denn nicht oben an?« Er räumt die Fliesen wieder in den Keller, packt seinen häuslichen Aktionsdrang in die Schublade, legt die USB-Platte (immerhin mit der noch sauberen Unterseite nach oben) wieder in die Kuhle und fährt in sein Büro. Von nun an wird er keine Finger mehr rühren, er ist wütend, beleidigt und trotzig. Weil er deine Vorschläge genauso abschmettert wie du die seinen, kommt ihr zu keiner Lösung und habt nun auch weiterhin eine Spanplatte an der Stelle, an der ein kunstvolles Fliesenmosaik mit Hartholzumrandung prangen könnte.

Was ist passiert?

Unterstellen wir einmal, beide sind an einem gemütlichen Zuhause interessiert. Unterstellen wir weiterhin, dass beide eine gewisse Vorstellung davon haben, was das bedeutet. Beide sind aber nicht gewöhnt (oder haben es aufgegeben), miteinander zu reden und eine gemeinsame konstruktive Lösung zu finden. Warum nicht? Nun, an irgendeinem Punkt in der Diskussion darüber, wie das gemeinsame Haus eingerichtet werden soll, hat sich ein kritisches, verächtliches Eltern-Ich eingeschlichen und das innere Kind des Partners und auch das eigene verletzt – und ist nie enttarnt worden. Womöglich hat einer von beiden einmal eine Entscheidung getroffen, die dem anderen nicht gefallen hat, und diese durchgesetzt, ohne den anderen zu hören. Es gibt sehr viele Gründe, warum ein Paar aufhört, miteinander zu reden. Doch die Ursache ist immer die gleiche: Einer redet aus dem zumindest gefühlt missbilligenden oder kontrollierenden Eltern-Ich, der andere rutscht ins Kind, und dann entsteht ein Machtkampf. Oder einer von beiden hängt bereits im Kind fest und zwingt den anderen damit in das fürsorgliche Eltern-Ich, statt sich auch dessen Nöte anzuhören.

Die Lösung für die beiden könnte also so aussehen:

Sie setzen sich zusammen an einen Tisch, idealerweise liegt ein Redestab zwischen ihnen. Das ist ein schamanisches Instrument, ein Holzstab, der mit Federn, Zeichnungen und Schnitzereien geschmückt ist (aber ein Suppenlöffel tut es auch) und der dazu dient, das Wort zu ergreifen. Wer den Redestab in der Hand hält, hat das Wort, der andere ist Zeuge. Die besondere Herausforderung dabei ist: Du redest nur von dir, von deinen Gefühlen, von dem, was du willst und was mit dir passiert, aus dem Herzen und aus dem Bauch heraus. Du darfst sagen, was du willst, aber du bleibst bei dir, machst keine Schuldzuweisungen, sondern redest davon, wie du die Dinge fühlst, ganz und gar ehrlich. Du erkennst an, was ist, egal, ob es dir gefällt oder nicht. Du brauchst dabei nicht sachlich zu sein, aber ehrlich. Beide atmen also zunächst ein paar Mal tief durch und steigen aus ihrem jeweiligen emotionalen Drama aus. Auch innerliche Erstarrung und Trotz bilden ein emotionales Drama, selbst wenn du nach außen hin gelassen und distanziert wirkst und dich sachlich anhörst. Das Wichtigste ist, dass beide, wirklich beide erkennen – und das ist das erste Tor –, dass sie sich (jeder für sich) in eine emotionale Sackgasse hineinmanövriert haben. Es sieht womöglich aus, als hingen sie in einem Sachthema fest. Doch immer dann, wenn sich keine echten Lösungen finden, liegt der Sache ein emotionales Drama zugrunde. Denn durch das Drama ist der vordere Hirnbereich, in dem sich die genialen, spirituellen, intelligenten Lösungen finden lassen, blockiert.

Beide übernehmen also voll und ganz die Verantwortung dafür, dass sie mauern, sich zurückziehen, verletzt sind, dass sie sich in eine innere Schmollecke zurückgezogen haben. Das ist natürlich ein riesiger psychologischer Kraftakt. Und dann nimmt einer von beiden den Redestab und beginnt zu sprechen, überwindet die Scham und den Trotz und spricht davon, wie er sich fühlt. Er teilt sich mit, und wenn er fertig ist, dann spricht der andere wiederum nur für sich, so lange, bis beide alles gesagt haben. Meistens finden sich dann auch Lösungen, weil endlich alle Fakten auf dem Tisch liegen.

Das klingt doch toll, oder? Natürlich lässt sich das beinahe nicht umsetzen, denn der Wächter des ersten Tores ist nun einmal der dunkle Drache der Verleugnung. Er behütet das innere Kind vor weiteren Verletzungen, indem er dir erst gar nicht erlaubt, zu fühlen, was du eben fühlst. Was der dunkle Drache aber nicht weiß: Du bist jetzt erwachsen. Du hast ganz andere Möglichkeiten, mit den Dingen umzugehen. Dir stehen jetzt Werkzeuge zur Verfügung, mit deren Hilfe du dein Leben meistern und dich selbst mit all dem, was du fühlst, aushalten (ja, manchmal ist es aushalten) und selbst trösten und beschützen kannst.

Wenn du gern innere Reisen unternimmst, dann möchtest du vielleicht diese hier nutzen:

Innere Reise

Für alle Tore: Das magische Symbol

(Nutze die Reise bitte für jedes Tor. Das Symbol kann immer wieder das Gleiche sein, oder es ist jedes Mal unterschiedlich, beides ist völlig richtig.)
Stelle dir bitte dieses erste (und später jedes weitere) Tor vor, ganz bildlich. Du nimmst den dunklen Drachen wahr, der es behütet. Entscheide nun, ob du bereit bist, dieses Tor zu meistern, auch wenn du im Moment noch nicht weißt, wie. Wenn du dich entschieden hast, es mit dem Drachen aufzunehmen, dann gehst du zu diesem dunklen Drachen hin. Er faucht, er spuckt Feuer. Doch du hast ein Werkzeug in der Hand, mit dem du ihn beruhigen kannst. Es ist

ein Symbol, das ihr verabredet habt. Zu einer bestimmten Zeit wirst du kommen, habt ihr verabredet, ihm das Symbol zeigen, damit der Drache weiß, dass die Heilreise zu dir selbst beginnt. So schaue, welches Symbol du bei dir trägst, und zeige es ihm. Du brauchst es nicht zu verstehen. Das Unterbewusstsein arbeitet mit inneren Bildern und Symbolen. Der dunkle Drache erkennt das Zeichen, und weil er im Dienst an deiner Seele steht, beruhigt er sich und gibt den Weg durch das Tor frei. Eines Tages wirst du vielleicht verstehen, was das Symbol bedeutet, möglicherweise bekommst du bereits ein Gefühl dafür. Doch das Wesentliche ist, dass der dunkle Drache es kennt. Und so tritt er beiseite. Du kannst ihm danken, weil er das Tor gehütet hat, wenn du magst, und jetzt hindurchschreiten.

Mein Symbol, nur als Beispiel, ist ein kaputter Wecker. Daran erkennt dieser und jeder weitere dunkle Drache, dass die Zeit jetzt abgelaufen ist. Hinterfrage deine Symbole nicht, sie wirken ganz tief im Stammhirn. Fühle sie, der Verstand braucht sie nicht logisch zu erfassen. Das Wahrnehmen der Dinge ist entwicklungsgeschichtlich viel älter als das Verstehen und kommt immer zuerst – sonst geschieht kein echtes Verstehen, sondern es entsteht lediglich ein Gedankenkonstrukt. Und davon haben wir sowieso schon viel zu viele. Sie hindern uns am echten Denken. Du hast noch keine Lösung gefunden, aber das macht nichts, wir beginnen unseren Weg ja gerade erst. Die erste Hürde ist die schwerste. Von hier aus darf es weitergehen.

Die Werkzeuge des ersten Tores

- Du erkennst, dass du aus dem inneren Kind heraus agierst, weil du allzu emotional reagierst.

- Du erkennst es nicht nur, sondern du erkennst es auch an.

- Du übernimmst die Verantwortung dafür, dass du aus dem inneren Kind heraus wahrnimmst und agierst.

- Du atmest ein, und du atmest aus, stoppst dich selbst in deiner automatisierten Abwehrreaktion. Du unterbrichst dein ablaufendes Schmerzvermeidungsmuster.

Das zweite Tor: Radikale Selbstverantwortung Der dunkle Drache: Opferbewusstsein

Weil ich dich liebe, bin ich aufrichtig
und sage, was ich brauche und
was ich geben möchte.

»Radikal« bedeutet »von der Wurzel her«, und darum geht es. Beobachte dich selbst einmal einen Tag lang, und nimm wahr, schreibe es dir auf, wenn du dich traust, wie oft du deinen Partner oder die Umstände, die er in dein Leben bringt (Schwiegereltern, finanzielle Situationen, seine Ansichten, Krankheiten, die Art, wie er mit dir umgeht etc.), für deine Gefühle und Handlungen verantwortlich machst. Das kannst du gern tun, aber erwachsen ist das nicht.

Aber!, schreist du – zu Recht. Denn wärst du nicht mit diesem Partner zusammen, dann hättest du viele deiner Themen nicht, das stimmt ganz sicher. Vielleicht hättest du andere, aber das ist reine Spekulation. Vielleicht ginge es dir in vielerlei Hinsicht entschieden besser, wer weiß? So entscheide bitte zunächst etwas Grundsätzliches:

Ist das der Mensch, dem du erlauben willst, dich zu berühren, der Mensch, mit dem du deinen Weg gehen willst? Spürst du Wachstumsmöglichkeiten, liebst du ihn wirklich, kannst du dich an seiner Seite entfalten und zu dem werden, was deine Seele meinte, als sie sich in menschlicher Form auf den Weg zur Erde machte (nimm das als Bild, du brauchst nicht daran zu glauben)? Schwierige Fragen, aber ohne die Antworten brauchst du diesen Weg gar nicht weiterzugehen – wenn du nämlich Nein sagst, dann nutzt dir dieses Tor nichts. Zur radikalen Selbstverantwortung gehört in erster Linie radikale Ehrlichkeit. Und hier scheitern wir meistens, denn da ist dieser dunkle Drache des Opferbewusstseins. Wir wissen nicht, wie wir eine Situation ändern können, und haben es uns relativ bequem gemacht, nicht besonders gemütlich, aber es ist vertraut und bekannt. Sich nun ernsthaft – und alles andere hat gar keinen Sinn, die Zeiten, in denen wir es uns leisten konnten, mit unserem tiefen inneren Wissen zu kokettieren, sind längst vorbei – mit der Frage zu beschäftigen, ob wir unser Leben tatsächlich mit diesem Partner vereinen möchten, aus tiefster Seele und bei vollem Bewusstsein, das ist eine der wichtigsten Fragen deines Lebens. Warum? Weil deine gesamte Entwicklung davon abhängt, ob du in diesem Fall deine Wahrheit kennst und annimmst. Eine Liebesbeziehung zu führen ist so groß, so gewaltig, setzt so viel Energien frei und birgt so viel Entwicklungspotenzial, dass du sehr sorgfältig wählen solltest und darfst, mit wem du diesen Weg gehst, denn er nimmt sehr viel Raum in deiner Entwicklung ein.

Aber Susanne, sagst du, was soll denn das? Ist nicht der Partner, mit dem ich zusammen bin, genau der richtige Spiegel? Muss ich nicht lernen, mit ihm umzugehen, ist es nicht egal, wen ich heirate, wenn ich mich selbst liebe? Ja, sage ich, das stimmt. WENN du dich selbst liebst, und nur dann. Denn dann wirst du niemanden an deiner Seite dulden, der dich herabsetzt, dich in deiner Entfaltung behindert oder ein Interesse daran hat, dass du abhängig bleibst. Du wirst, wenn du dich selbst liebst, niemanden dulden, der dich verletzt, der sich nicht bei dir entschuldigt und der dich nicht würdigt. Insofern spiegelt dir dein Partner sehr wohl, wie du mit dir umgehen lässt. Das heißt aber nicht zwangsläufig, dass er sich ändern kann und will. Das heißt einfach nur, dass du wählst, in welchen Spiegel du hineinschauen willst.

»Dann ziehe ich doch aber mit dem nächsten Partner genau das gleiche Thema wieder an«, sagst du, »muss ich das nicht erlösen?« Ich sage dir, das Entsorgen ist manchmal die Erlösung. Nämlich dann, wenn du radikal die Verantwortung für deine Erfahrungen übernimmst und sich der Spiegel, also das Verhalten deines Partners und deine Gefühle dazu nicht ändern. Verstehst du, du kannst verletzendes Verhalten nicht wegtherapieren, wenn dich der andere verletzen will. Wenn du verstanden hast, worum es geht, wenn du deinen Anteil aus der Sache herausgenommen hast und sich dennoch nichts ändert, dann wird es Zeit, über eine Veränderung im Außen nachzudenken. Würdest du einen Spiegel in deinem Badezimmer dulden, der dir ein verzerrtes Bild zeigt? Ich hoffe nicht. Wenn du erkennst, dass dich dein Spiegel betrügt, dass er dir also nicht das Bild zeigt, das dir entspricht, dann hast du deine Aufgabe gelöst.

Denn nun erkennst du es, und das heißt, du bist über dich selbst und über dein Spiegelbild hinausgewachsen! Wenn du nun in den Baumarkt gehst und nach einem neuen Spiegel Ausschau hältst, dann wirst du darauf achten, dass er dich so zeigt, wie du dich jetzt siehst, nicht mehr die alte verzerrte Version von dir. Verstehst du? Wenn du dich veränderst, dann brauchst du einen neuen Spiegel. Wenn dein vorhandener Spiegel aber darauf besteht, dir immer wieder das alte Bild zurückzuwerfen, statt dir freudig die neue Version von dir zu zeigen, dann liegt es nicht mehr an dir, sondern dann ist er schlicht weniger lernfähig als du. Denn zum Teil ist er ein unbewusster Spiegel.

> Auch das *Spiegelsein* will geübt werden und ins Bewusstsein kommen, denn es birgt eine großartige Macht: Wenn du ein bewusster Spiegel bist, dann kannst du entscheiden, welches *Bild* du dem anderen von sich selbst gibst, und ihm somit eine unschätzbare *Hilfe* sein. Erwarte das Schlechteste vom anderen, und er gibt es dir – erwarte das *Beste*, und auch das wirst du erhalten.

Unbewusste Spiegel schaden nur. Dein Partner hat schließlich die Wahl, wie er mit dir umgeht, ob er dir negativer Spiegel für deine Themen ist oder ob er darüber hinauswächst. Manchmal wird die scheinbar neutrale Aussage »Ich bin doch nur dein Spiegel« geradezu zynisch, nämlich dann, wenn du dem anderen das Mitgefühl verweigerst. Abgesehen davon sind Spiegel nie neutral. Auf welche Weise ein Spiegel das Licht zurückwirft, hängt ganz und gar von seiner eigenen Beschaffenheit ab. So überprüfe bitte, ob du nicht deine eigenen Unebenheiten hinzufügst und das Bild des anderen verzerrt zurückgibst. Dafür bist du selbst verantwortlich.

> Einen mitfühlenden *Spiegel* zu haben ist ein wundervolles Geschenk, das dem eigenen *Wachstum* ganz ungemein dient. Es ist eine große *Verantwortung*, Spiegel zu sein.

Denn du hast dich dazu bereit erklärt. Also sei ein Spiegel, der dem anderen eine echte Chance gibt, indem du ihn nicht beschämst, sondern ermutigst.

Auch der Spiegel selbst ist für das Bild verantwortlich, welches er zeigt: Wenn der Spiegel aufhört, immer das gleiche, langweilige Bild zurückzuwerfen, also immer die gleichen Reaktionen zu zeigen, dann kannst auch du dich verändern und bekommst eine Chance, dein altes Selbstbild hinter dir zu lassen. Es gibt auch in der Welt der Spiegel minder- und hochwertige Modelle, und nicht jeder taugt etwas.

Genauso wenig ist es sinnvoll, einen Spiegel im Bad hängen zu haben, der dich mit Weichzeichner und allzu rosa Glitzer zeigt. Denn dann erkennst du nicht, dass es Zeit ist, einmal wieder die Augenbrauen zu zupfen oder dich zu rasieren. Du verstehst? Schaue in den Spiegel, und dann wähle, ob du diesen Spiegel weiterhin in deinem Haus dulden willst. Natürlich stimmt es, du wählst den Spiegel, der dir entspricht. Aber wenn du dieses verzerrte Bild lange genug angeblickt hast, dann hast du durchaus das Recht und auch die Verantwortung, diesen Spiegel, wenn er sich nicht verändert, vor die Tür zu stellen. Nicht immer ändert sich der Umgang der anderen mit dir, wenn du dich selbst veränderst. Aber das macht nichts, denn wir haben immer die Wahl, zu gehen, wenn wir unhöflich und ungebührlich behandelt werden. Gerade unter Frauen ist es sehr weit verbreitet, zu glauben, wir hätten es irgendwie verdient, unhöflich behandelt zu werden, der andere ist ja unser Spiegel. Meine liebste Freundin, lieber Freund, ich sage dir: Entsorge das Teil! Wer dich nicht respektiert, fliegt. Das schreibt sich einfach, das weiß ich auch. Aber lass um Himmels willen die Vorstellung los, du müsstest mit dem, was zu Hause herumlungert und dich kleinhalten will, klarkommen!

> Mit etwas *umzugehen* bedeutet nicht, damit klarzukommen, sondern zu *wählen*, auf welche Weise ich es in meinem Leben haben will.

Der Platz vor der Haustür, genau da, von wo der Sperrmüll abgeholt wird, ist nicht immer der schlechteste. Das, was meistens als Spiegelgesetz verkauft wird, ist die schlichte Übertragung und Gegenübertragung, die Sigmund Freud in seiner Psychoanalyse erkannt hat. Das scheint sehr stimmig, ist aber weder spirituell noch neu noch so eins zu eins umsetzbar.

Schaue nach dem, was du fühlst, das ist der Spiegel. Nicht die Handlung, sondern das Gefühl, das damit verbunden ist und das in dir ausgelöst wird. Das Spiegelgesetz bezieht sich vor allem auf die emotionale Ebene, und hier ist es äußerst hilfreich. Was löst dein Partner in dir aus? Und woher kennst du dieses Gefühl? Das weiß dein Verstand sicher nicht, denn dieses Gefühl findest du in diesen uralten Kisten, die deine Amygdala so sorgsam und blitzschnell gepackt hat. Dazu gleich mehr.

So. Haben wir das geklärt? Dann kommen wir zum Thema zurück, denn natürlich liebst du deinen Partner oder deine Partnerin, und in diesem Buch geht es nicht um Trennung, sondern darum, wie du in noch mehr Liebe leben kannst. Es geht um radikale Selbstverantwortung. Die wichtigste Voraussetzung dafür ist, dass dein inneres Kind in deiner Obhut steht, nicht in der des anderen. Denn nur dann kannst du überhaupt die Verantwortung für dich selbst übernehmen. So nutze bitte zunächst diese inneren Bilder, dafür brauchst du den anderen nicht, das machst du nur für dich allein.

Inneres Bild

Dein inneres Kind zu dir zurückholen

Schließe deine Augen. Schaue nach innen, und frage dich bitte ganz ehrlich, ob dein eigenes inneres Kind beim Partner steht, ihn womöglich mit großen Augen anschaut und von ihm geliebt oder gar genährt und erlöst werden will.

Wenn du das erkennst, dann gehe hin zu diesem Kind, nimm es an die Hand oder auf den Arm, und sage ihm: »Das ist nicht dein Vater, nicht deine Mutter. ICH bin für dich da, ich sehe dich, ich höre dich, und ich nehme dich wahr. Du gehörst zu mir, und von nun an kümmere ich mich um dich.« (Dieses Versprechen kannst du natürlich nur dann geben, wenn du es auch halten kannst!) Schaue jetzt bitte im zweiten Schritt nach, ob das innere Kind deines Partners bei dir steht, ob du es nährst, ob es etwas von dir will. Wenn ja, dann rufe bitte die Schutzkräfte dieses inneren Kindes: Krafttiere, Schutzengel, auch erlöste Ahnen, Mutter Erde oder Mutter Maria. Bitte sie, sich des inneren Kindes des anderen anzunehmen. Du darfst jederzeit um Hilfe für das innere Kind eines anderen bitten. Du brauchst dich nicht selbst darum zu kümmern, denn du bist eben nicht die Mutter, der Vater. Hilfe für den anderen rufen aber darfst du schon.

Verstehst du, wenn du dich um das innere Kind des anderen kümmerst, dann ist das, als würdest du in einem Kaufhaus ein Kind entdecken, das suchend durch die Gänge irrt. Du gehst natürlich hin zu dem Kind und fragst es, was es braucht. Du rufst Hilfe, gibst einer Verkäuferin Bescheid, damit sie nach der Mutter oder dem Vater ausrufen lässt. Du lässt das Kind nicht im Stich. Aber du nimmst es ganz sicher nicht mit nach Hause, sondern lieferst es dort ab, wo es zu Hause ist. Manchmal sind die inneren Kinder der anderen sehr hartnäckig, besonders, wenn sie sehr bedürftig sind. Nimm sie bitte ganz bewusst aus deinem Energiefeld heraus, selbst wenn sie sich wehren, rufe aber gleichzeitig eine gute Kraft, die sich ihrer annimmt – sonst suchen sie sich einen anderen »Wirt«, und du wirst vielleicht nicht ganz frei, weil du Schuldgefühle bekommst (die natürlich nicht angemessen sind, aber dennoch auftreten können). Du hast ja aus Liebe gehandelt, wolltest das innere Kind des anderen schützen und nähren. Wir lassen das innere Kind des anderen auch jetzt nicht im Stich. Wenn der andere nicht bereit ist, es bewusst zu sich zu nehmen, was natürlich am sinnvollsten wäre, dann geben wir es in die hütenden Hände der Christusenergie, der großen Mutter oder der Kraft, welche dir vertraut und nah ist. Ist derjenige, dessen Kind du nährst, womöglich gar gestorben, dann ist es erst recht wichtig, sein inneres Kind in die Erlösung zu bringen, indem du es seinem Schutzengel und seiner geistigen Führung überlässt. Im Anhang findest du dazu eine ausführliche innere Reise.

Und so machen wir das mit den inneren Kindern von anderen: Wir erkennen, dass sie in Not sind, wir rufen Hilfe in Form von geistigen Kräften und sorgen dafür, dass sie nach Hause gebracht werden. Aber wir richten ihnen kein Kinderzimmer in unserem eigenen Haus ein! Das tun wir nur für unser eigenes inneres Kind. Wie? Das zeige ich dir jetzt.

Wenn du geführte innere Reisen magst, biete ich dir hier eine Meditation an, mit der du dein inneres Kind in Sicherheit bringen kannst. Denn wir brauchen einen inneren sicheren Raum, in dem wir das innere Kind gut behütet wissen, um sicherzugehen, dass es nicht wieder verletzt wird. Und wir brauchen ein Werkzeug, um das innere Kind in diesen Raum zu bringen, wir brauchen einen echten inneren Kontakt zu ihm. Ich schreibe diese Reise fast in jedem Buch, weil sie die Basis meiner Arbeit bildet und ich nicht davon ausgehen kann, dass du meine anderen Bücher kennst. Ist sie dir bekannt, dann blättere einfach weiter, ja?

Innere Reise

Der Zaubergarten des inneren Kindes

Mache es dir bitte ganz bequem, schließe deine Augen. Es gibt nichts mehr für dich zu tun, egal, wie du dich gerade fühlst. Komme an, wo du gerade bist. Atme dich aus der Vergangenheit in das Jetzt, in den Körper, und atme dich aus der Zukunft, deinen Vorstellungen und Plänen, aber auch Befürchtungen, zurück in das Jetzt, in den Körper. Vor deinem inneren Auge entsteht ein Tor, das du ganz einfach durchschreitest. Dahinter findest du eine zauberhafte Landschaft, in der du spazieren gehst und dich ausruhst. Du entspannst dich mehr und mehr, lässt mehr und mehr die Kontrolle über deine Gefühle, deine Gedanken los, erlaubst deinem Körper, auch seine Spannungen loszulassen.

In einiger Entfernung bemerkst du eine ganz besonders schöne Stelle, einen moosigen Wasserfall vielleicht, eine bunte Blumenwiese, einen Meeresstrand. Palmen, weißer Sand, das Meer ist türkisgrün. Und auf einmal erkennst du, hier sitzt ein Kind. Dir ist ganz klar, dieses

Kind hat etwas mit dir zu tun, selbst wenn es dich vielleicht gar nicht bemerkt oder wenn du es nicht kennst. Du gehst hin zu dem Kind, setzt dich zu ihm. Und jetzt sage ihm bitte im Stillen oder laut: »Ich sehe dich, ich höre dich, und ich nehme dich wahr. Ich bin jetzt da, du brauchst nie wieder allein zu sein.« Nimm wahr, wie das Kind reagiert, vielleicht kannst du es ganz einfach in deine Arme nehmen, vielleicht aber vertraut es dir nicht und bleibt stumm. Wie immer es ist, lass es sein, wie es ist. Immerhin zeigt es sich dir, das ist bereits ein großer Vertrauensbeweis. Nun frage das Kind, was es braucht, damit es sich wohlfühlt, und lausche auf seine Antwort. Wenn es in deiner Macht steht, dann versprich ihm, ihm von nun an zu geben, wonach es sich sehnt. Sage ihm bitte, es gibt einen inneren Ort, an dem es genau das bekommt, was es braucht, einen sicheren Rückzugsort, einen Zaubergarten, an dem es sicher und geschützt ist, geliebt wird und dennoch frei sein kann. Du bist gekommen, um ihm diesen sicheren Ort zu zeigen, damit es nie wieder allein sein muss und von nun an in Geborgenheit in dir leben kann. Frage dein inneres Kind, ob es mit dir kommen möchte, und wenn ja, dann geht ihr jetzt gemeinsam den Weg weiter.
(Wenn nicht, dann bleibe einfach noch eine Weile bei ihm sitzen, und gehe dann durch dein Tor zurück. Dein inneres Kind muss erst Vertrauen zu dir aufbauen – später mehr dazu.)
Ihr geht weiter, und die Natur wird immer schöner, immer zauberhafter. Irgendwann steht ihr vor einem

großen Tor. Ein Hüter steht davor. Er passt auf, dass niemand dieses Tor durchschreitet, der dort nichts zu suchen hat. Dich aber kennt er, und so öffnet er dir und deinem inneren Kind weit das Tor. Ihr tretet durch das Tor hindurch – und befindet euch im schönsten Zaubergarten, den du je gesehen hast. Dieser Garten ist magisch und hat genau die Energien und Kräfte, die dein inneres Kind braucht, sogar wenn du selbst nicht weißt, welche das sind. Es gibt Elfen, Engel, Tiere, Bäume, sprudelnde Quellen und alles, was dein inneres Kind glücklich macht. Es ist sicher und geborgen an diesem Ort, und du kannst es jederzeit hierher bringen. Bleibe bei ihm, spiele mit ihm, oder nimm es einfach in den Arm, wenn du magst. Dieser Ort ist aber auch ein perfekter Schutzraum, wenn du, der oder die Erwachsene, die Hände frei brauchst, um in der Außenwelt zu agieren. Es gibt einen Hüter dieses Gartens, der das innere Kind beschützt. Diesem Hüter darfst du es anvertrauen, besonders dann, wenn du erkennst, dass du versuchst, die Verantwortung für dein inneres Kind deinem Partner zu geben. Vertraue es dem inneren Hüter an. Dieser ist ein Teil von dir, und damit sorgst du selbst für dein inneres Kind. So fühle, wie frei du sein kannst, wenn das innere Kind an einem sicheren Ort ist. Von hier aus kannst du die Verantwortung für dich selbst viel besser tragen, denn nun weißt du den verletzlichsten Teil von dir behütet. Komme in deiner Zeit zurück, und übe dich darin, dieses Werkzeug zu benutzen, damit du dich daran erinnerst, wenn es darauf ankommt!

Heißt das, dass du nun immer dieses innere Kind wegsperren sollst, nie einfach einmal unbeschwerte Zeit mit ihm verbringen darfst? Natürlich nicht. Je mehr unbeschwerte Zeit du mit ihm verbringst, desto besser. Aber wenn es um schwierige Themen in der Beziehung oder gar um deine eigene Bedürftigkeit geht, dann ist es sinnvoll, einen sicheren Ort in dir zu finden. Damit du mit dem Partner Klartext reden kannst – aber, was genauso wichtig ist, auch damit dein Partner mit dir offen sein kann! Denn das innere Kind erträgt auch jenes Nein und einige der Wahrheiten nicht, mit denen der Erwachsene ganz gut zurechtkäme. Das innere Kind hat viel zu viel Angst davor, verlassen zu werden, und ist viel zu empfindsam und bedürftig, auch viel zu mitfühlend, als dass du in der Lage wärst, deine Wahrheit zu sagen oder die des anderen zu verkraften. Stelle dir einmal bitte eines dieser altmodischen Wetterhäuschen vor. Es gibt ein Mädchen und einen Jungen, je nach Wetterlage ist die eine oder andere Figur draußen. Und so ist es mit dem inneren Kind: Entweder stehst du als der Erwachsene vorn oder eben als Kind. Du kannst sehr wohl als der Erwachsene präsent sein und das innere Kind an der Hand haben, aber das ist eine hohe Kunst. Denn dazu musst du absolut fest und stabil im Erwachsenen stehen und vor allem stehen bleiben können. Für die meisten Menschen ist es sehr hilfreich, sich einen sicheren Ort vorzustellen, an dem das innere Kind zwar mit seinem Zauber in deinem Leben wirken, aber nicht verletzt werden kann, weil es beschützt wird.

Von diesem inneren sicheren Ort aus können wir uns den Spiegel genauer anschauen, den uns das Verhalten unseres Partners vorhält. Denn auch das meint radikale Selbstverantwortung: Wir schauen, was in uns berührt wird und auf welche Weise wir es erlösen können. Erst wenn wir das getan haben, können wir entscheiden, ob das Verhalten des Partners angemessen ist oder nicht und darauf reagieren – aber das ist der zweite Schritt.

Wann immer dich das Verhalten eines anderen berührt, stört, wütend macht, könnte es sein, dass dir ein Spiegel vorgehalten wird. Was meint das? Ganz einfach. Es erinnert deine Amygdala an irgendetwas, das du kennst, es wiederholt eine Situation, die deine Amygdala als brandgefährlich eingestuft hat. Das Schwierige ist, dass die Amygdala in Schocksituationen (in anderen reagiert sie gar nicht) alles zusammenrafft, was auch nur ansatzweise mit der Verletzung oder der Bedrohung zu tun haben könnte. Auch die Zeitqualität. Auch das Datum. Auch das Wetter. Auch den Gesichtsausdruck. Du verstehst nun schon, dass es nicht so einfach und offensichtlich zu lesen ist, dieses Spiegelgesetz. Im Gegenteil. Es erfordert, dass du dich überaus mutig dieser Kiste näherst, die Tretminen überwindest, den Deckel öffnest und all den alten Schmodder herausholst und fühlst. Das ist das unermessliche Geschenk des Spiegelgesetzes: Du wirst an deine verdrängten und eingemotteten Verletzungen erinnert. Und zwar durch das, was du fühlst, denn so arbeitet nun einmal die Amygdala. Du kannst das Spiegelgesetz nicht verstehen, wenn du den Mandelkern nicht kennst.

Es gibt verschiedene Sichtweisen auf das Spiegelgesetz, die eine ist die psychologische. Du fragst: Was passiert, wie reagierst du, was fühlst du, woher kommt das? Welches Trauma wird berührt, welche Erfahrung wiederholt? Diese Ebene ist wichtig. Ignorierst du sie, dann bleibst du irgendwo in deiner Entwicklung hängen. Zu dieser psychologischen Ebene gehört auch der dunkle Drache: das Opferbewusstsein. Welchen Sekundärgewinn ziehst du aus deiner Verletzung, aus deiner Empfindlichkeit an dieser Stelle? Was hast du davon, eben nicht die Verantwortung übernehmen zu müssen? Nun, so krass es klingt: Du hast ein Druckmittel gegen den anderen. Du setzt ihn ins Unrecht, dir geht es ja so schlecht, weil er so und so ist. Und du hast die Aufmerksamkeit. Außerdem ist dieses Opferbewusstsein eine der Tretminen, die deine Amygdala gelegt hat. Es scheint besser zu sein, sich ein bisschen schwächer und irgendwie ausgeliefert zu fühlen, als den Schmerz anschauen zu müssen. Du kannst hinter dem Opferbewusstsein hervorragend all den Groll, die Wut, die Trauer und den Schmerz verstecken, du kannst ja nichts dafür, der andere ist halt so doof und verletzend. Und wenn du dein Opferbewusstsein so richtig kultivierst, dann bekommst du noch die Mutter-Teresa-Medaille, weil du dem anderen in einer so schwierigen Situation so aufopferungsvoll und liebend zur Seite stehst. »Du bist ein Engel …!« Besser geht's doch nicht mehr. Das Opferbewusstsein arbeitet subtil, unterschwellig, für andere oft nicht wahrnehmbar. Man hat nur dem Partner gegenüber irgendwie permanent Schuldgefühle und weiß gar nicht, warum … Es gibt einen weiteren Sekundärgewinn: Du kannst dich irgendwie ein bisschen besser fühlen als andere. Du hältst eben mehr aus, bist verständnisvoller, du würdest es ja anders machen, aber jeder weiß, dein Partner, deine Partnerin … So eine kleine Überheblichkeit steckt auch im Opferdasein. Für deine Schmerz vermeidenden Systeme ist die Aufrechterhaltung des Opferbewusstseins also genau wegen dieses Sekundärgewinnes ein wahres »Stroh zu Gold spinnen«. Nur heilsam ist es nicht.

Die zweite Sichtweise ist die spirituelle. Ohne sie wird das Ganze nicht vollständig. Überblättere den Abschnitt bitte dennoch, wenn du dich über ihn ärgerst, damit ich dich nicht komplett verliere. Die Frage auf der spirituellen Ebene ist nicht »Warum?«, sondern »Wozu dient das?«. Welche Entwicklung, welche Erfahrung will die Seele machen, wozu hat sie sich diese Verletzung gewählt, welche Verabredungen hält sie dadurch ein? Es ist wichtig, zu verstehen, dass beide Ebenen gleichermaßen wesentlich sind. Fehlt eine, dann kommst du nicht wirklich in die Heilung. Das Opferbewusstsein der spirituellen Ebene zeigt sich besonders perfide und ist weit verbreitet: Du stehst ja im Dienst am Licht, an der Liebe, an Gott, du bist quasi eine Heilige, ein Heiliger. Deine Seele hat das so gewählt, sie will etwas lernen. Das ist so verabredet … Was soll man dazu noch sagen, will man nicht als kompletter Egoist gelten? »Ja, aber, du darfst doch auch für dich als Mensch …« möchte man leise und ein bisschen trotzig entgegnen, aber das klingt irgendwie nicht mehr gut im Angesicht der Engel, die dich umschweben, weil du so hingebungsvoll bist. Ich sage dir etwas: Echte Hingabe aus Liebe hat keine Opferenergie, sondern Kraft, Leidenschaft, Feuer. Du bist präsent, verfügbar. Selbst wenn du still bist, kommt keiner auf die Idee, du würdest dich irgendwie kleinmachen – weil du die volle Verantwortung für dein Stillsein trägst und es jederzeit ändern kannst, wenn das Leben und deine Eingebungen es fordern. Als Opfer dagegen stehst du im Hintergrund, traurig. Womöglich, wenn deine

Schmerzvermeidung es richtig krachen lässt, lächelst du leise und ein wenig verachtend, aber lassen wir das.

Das ist schon wieder viel zu theoretisch, stöhnst du, bringe mal ein Beispiel. Spiegel, hoch- und minderwertige, Mandeln, Kerne, was hat das mit mir zu tun?

Nun, stelle dir vor, du gehst eines Morgens energisch oder schlurfend, je nachdem, wie du drauf bist, zum Briefkasten. Der Tag verspricht, gut zu werden, du hast ausnahmsweise einmal Zeit für dich. Die Familie ist versorgt, die Dinge laufen gut, du fühlst dich zuversichtlich und entspannt. Du öffnest den Briefkasten, nimmst immer noch lächelnd die Post heraus, blätterst sie durch, oh, deine neue Lieblingszeitschrift, die kannst du gemütlich zum Kaffee oder Tee genießen, ein Brief von deiner Freundin, das wird ein schöner Tag. Auf einmal – klack. Ein weiterer Brief. Absender: ein Rechtsanwalt. Adresse: dein Partner. Noch ist nichts passiert, doch die Farben um dich herum verblassen ein wenig, der Rücken spannt sich an, du bist in Alarmbereitschaft. (Wenn du dabei nicht in Alarmbereitschaft gerätst, dann gilt das Beispiel nicht für dich. Ich rede von einem Ereignis, das mit dem Partner zu tun hat und dich beunruhigt – wähle dir eins, das auf dich zutrifft, ich hänge nicht an dem Brief und dem Rechtsanwalt.)

Ist es nun sinnvoll, dich zu entspannen und diesen Brief »bei ihm« zu lassen? Ich weiß es nicht, meiner Ansicht nach nicht unbedingt, denn er könnte auch dich betreffen, eure gemeinsame Basis. Insofern ist es vielleicht sogar angemessen, ein wenig beunruhigt zu sein. Doch nun folgt die entscheidende Handlung: Was machst du?

Du kannst den Brief im Briefkasten lassen und versuchen, ihn den ganzen Tag zu ignorieren. Das ist »sich tot stellen«. Es wird dir mehr oder weniger gelingen, aber du bist den ganzen Tag damit beschäftigt, dieses nagende Gefühl im Hintergrund auszublenden, zu beschönigen oder dich selbst zu beruhigen. Und du fühlst dich natürlich als Opfer. Denn du wolltest einfach diese Zeitschrift lesen und schon, zack, ist wieder etwas, mit dem du dich befassen musst, obwohl es gar nicht zu dir gehört. Vielleicht verbringst du nun den ganzen Tag damit, zu meditieren und dich zu beruhigen.

Du kannst deinen Partner anrufen und ihm die Hölle heißmachen, was denn nun schon wieder los sei. Du kannst ihm den Brief ins Büro bringen, an seinem Schreibtisch warten, bis er ihn geöffnet hat, und dich dann darüber ärgern, dass seine Angelegenheiten dich einmal wieder den halben Tag gekostet haben. Angriff. Du kannst den Brief sogar, wenn ihr eine entsprechende Vereinbarung habt, aufreißen und lesen, dich auf der Stelle darum kümmern, damit das Thema erledigt ist – das wirkt sehr erwachsen, sehr handelnd und verantwortungsbewusst, doch du fühlt dich als Opfer, denn du hast dich wieder einmal um seine Angelegenheiten gekümmert, kümmern müssen, bist mit reingezogen worden, und dein Tag verläuft nicht mehr ganz so entspannt. Es ist immer noch Angriff, dieses Mal in Form von Kontrolle. Kontrollsucht ist übrigens, das nur am Rande, eine Angstreaktion, die den Angriff, die Flucht nach vorn, gewählt hat.

Oder du flüchtest, dabei geschieht so ein innerliches Wegdriften, du bist irgendwie ein bisschen benebelt, die Klarheit und das Funkeln des bis noch vor Kurzem so viel versprechenden Tages rücken in weite Ferne … Und jetzt? Entweder du rettest dich in deine Opferwelt, beschwichtigst dich, findest irgendein mentales Konstrukt, mit dem du dich besser fühlst, oder du stellst dich dem, was du wahrhaftig spürst, unverblümt und direkt. Nehmen wir an, du würdest das gern tun – aber wie?

Zunächst einmal – erkenne bitte an, dass dein inneres Kind wirkt. Tor eins. Egal, was in diesem Brief steht und wie bedrohlich oder eben nicht bedrohlich die Situation auch sein mag, für dein inneres Kind heben der strafende Vater oder die Mutter mahnend die Augenbrauen. Es erwartet Strafe, Verachtung, etwas Unangenehmes. Die Angstreaktion findet schon statt, vielleicht sogar, wenn du das nur liest. Also: Atme bitte zunächst einmal tief durch. Erkenne, dass etwas in dir berührt wird.

Und nun folgt Schritt zwei. Frage dich ganz ehrlich, woher kennst du das Gefühl, das gerade in dir entsteht oder schon tobt? Mache das bitte schnell, denn in ein paar Minuten wird deine perfekt funktionierende Schmerzvermeidung ihre eigens dafür konstruierten Sicherheitsnetze über das Ganze gespannt haben. Es gibt mehrere Möglichkeiten, das herauszufinden. Eine davon ist die: Setze dich wieder an deinen Kaffeetisch, nimm dir etwas zu schreiben.

»Das ist, als ob …«
»Das fühlt sich an, wie …« oder »Das kenne ich von …«
»Das ist, als wäre ich …«

Vervollständige diese Sätze. Zensiere dich dabei bitte nicht selbst, schreibe diese Sätze immer wieder, so lange, bis du an dem Punkt bist, wo deine Amygdala zum ersten Mal dieses spezielle Gefühl meistern musste. Es kann sehr wohl sein, dass du in einem vergangenen Leben landest, selbst wenn du gar nicht daran glaubst. Sei einfach offen für das, was dir deine Gefühle zeigen, sie haben immer recht, auch wenn dir die inneren Bilder dazu irgendwie komisch vorkommen. Das macht nichts, wir alle sind miteinander verbunden. In der Quantenmechanik spricht man von dem Effekt der Verschränkung, es müssen also gar nicht deine eigenen Erfahrungen sein. In einfachen Worten ausgedrückt (und sicher aus quantenmechanischer Sicht nur sehr unzureichend beschrieben) bedeutet Verschränkung, dass sich Teilchen, die einmal in Wechselwirkung miteinander gestanden haben, nicht mehr als getrennte Objekte betrachten lassen, selbst wenn sie räumlich weit voneinander entfernt sind. Schießt man einen Laserstrahl auf einen Kristall und teilt den Laser dadurch in zwei Strahlen, die in unterschiedliche Richtungen zeigen, so stehen diese Strahlen dennoch in unmittelbarem Kontakt zueinander. Stört man die eine Hälfte des Strahles z. B. durch Verwirbelung, so zeigt die andere Hälfte des Strahles augenblicklich das gleiche Phänomen. Was dem einen geschieht, geschieht zeitgleich dem anderen. Das Wort »zeitgleich« stimmt hier nicht, ich schreibe es nur um des besseren Verständnisses willen, denn in der Dimension, in welcher die Kommunikation zwischen den Teilchen stattfindet, gibt es vielleicht gar keine Zeit. Die atomare Wirklichkeit besteht demnach aus ausgedehnten »Quantenobjekten«, die nur als Ganzheit beschrieben werden können –

allerdings lassen sich Verschränkungen, das heißt die »Programmierung des Einsseins«, auch wieder aufheben.

Vielleicht sind es also die Erfahrungen einer Ahnin oder eines Ahnen. Die Information aber bleibt irgendwie hängen. (Dazu findest du im Anhang eine innere Reise.) Nimm diese Satzbeginne wie eine Art Spaten, und grabe dich tiefer in dein Innerstes hinein. Irgendwann stößt du auf einen Satz, der dich ernsthaft berührt. Bleibe da dran. Stelle dir die verletzende Situation von damals noch einmal vor, und dann gehe als die Frau, der Mann, die oder der du jetzt bist, mit in diese Situation hinein. Tue einfach so, als könntest du durch Zeit und Raum spazieren, und sei als der Mensch, der du jetzt bist, mit anwesend. Und dann gib dir selbst das, was du damals gebraucht hättest, rette dich, gehe hin zu dir, und nimm dich in den Arm, hole dich aus dieser Situation heraus. Ist es dein inneres Kind, das in Not ist, dann bring es in den Zaubergarten, damit es sich ausruhen kann.

Schreiben magst du nicht so gern? Dann willst du vielleicht das hier probieren: Nimm ein Blatt Papier, und schreibe »Ursache dieser Angst« darauf. (Komm schon, die drei Wörter kriegst du hin!) Auf ein anderes schreibst du »Erlösung«. Lege diese Blätter willkürlich und offen sichtbar in dem Raum, in dem du gerade bist, auf den Boden. Atme ein paar Mal tief durch, um in deine Mitte zu kommen (erinnere dich an das Medizinrad, atme dich in die Radnabe), und stelle dich nun auf eines der beiden Blätter. Auf welches? Lass dich anziehen, wohin ruft es dich? Jede Wahl ist richtig.

Ich habe das gerade einmal mit einem Thema, das mich echt schon lange nervt, ausprobiert. Ich neige dazu, zu viel finanzielle Verantwortung für andere zu übernehmen, knirsche dabei aber innerlich mit den Zähnen. Mich zog es zuerst zum Zettel »Erlösung«. Sofort bekam ich den Impuls, mich vor dem Menschen, den ich zu sehr unterstütze, zu verneigen und laut »Ich achte dein Schicksal« zu sagen. Ich fühlte Erleichterung, konnte fest auf dem Platz stehen und fühlte mich auf einmal wie in einer Höhle: Vor mir brennt ein Feuer, meine Aufgabe ist es, dieses Feuer am Leben zu halten. Die, die mir am Herzen liegen, dürfen gern hereinkommen und sich am Feuer wärmen, aber sie dürfen nicht das Holz mitnehmen, das für dieses wärmende Feuer gedacht ist. Dieses Holz schenkt mir Mutter Erde, es liegt schön gestapelt vor der Höhle, immer genug. Ich hole es herein und nähre das Feuer – aber das Holz selbst gebe ich nicht her.

Dieses Bild dient mir sehr, denn es beschreibt das, was mir am Herzen liegt: Kommt her, nutzt den Raum, aber das, was ich brauche, um den Raum zu dem zu machen, was er ist, bleibt bei mir. Ruhe dich aus, nähre dich, schöpfe Kraft – und dann gehe wieder hinaus, und mache deins.

Erlösung also. Nun die Ursache. Ich trete auf das andere Blatt, beinahe ein wenig widerstrebend, aber ich bin neugierig. Aha. Ich sehe mich selbst auf der Straße sitzend, arm, frierend, weil ich immer wieder das, was mir gehörte, hergegeben habe. Ich habe die wichtigste Selbstlieberegel nicht beachtet: Nähre dich dreimal selbst, dann erst andere. Das erste Mal für dich, das zweite Mal für deine Reserven, und erst das dritte Mal nährst du dich mit dem, was du dann weitergibst. Auf einmal bin ich tief erleichtert. Denn ich weiß, das wird mir nicht mehr passieren, ich achte sehr wohl darauf, dass ich mich zunächst selbst gut nähre und Reserven bilde. Ich werfe das »Ursachen«-Papier ins Feuer, weil ich mit einem Kaminofen gesegnet bin, und es ist mir eine Freude, es verbrennen zu sehen.

Probiere das aus. Vielleicht bekommst du klare innere Bilder und Botschaften, vielleicht auch nicht – schaden kann es in keinem Fall. Hat mein Thema nun überhaupt etwas mit dem inneren Kind zu tun, magst du dich fragen. Nun, ich könnte ein drittes Papier dazulegen: »Mein inneres Kind«. Wenn ich das tue, dann ergibt sich folgendes Bild:

Ich bin in dem Leben, in dem ich alles hergegeben habe, nicht genährt worden, ich habe nie gelernt, dass ich auch etwas für mich behalten darf, sondern habe alles weggegeben, was man von mir gefordert hat. Ich hatte einfach überhaupt kein Gefühl für das, was ich selbst brauche, und konnte so auch nicht für mich sorgen.

Das ist heute anders, und deshalb darf die Angst gehen. Dadurch, dass ich es aufgestellt habe, habe ich es gespürt, und meine Amygdala, die ja nur über emotionale Erfahrungen lernt, bekommt neue Informationen.

Aufstellungen – kann ich nicht!, entgegnest du vielleicht ein wenig verzweifelt, was sollen denn das für Angebote sein?

Gut, liebe Leserin, lieber Leser. Darf ich dir eine innere Reise anbieten? Du brauchst dazu an gar nichts zu glauben. Denn dein Gehirn, deine inneren Bilder werden dir schon zeigen, was nötig ist. Die Symbolsprache des Gehirns ist faszinierend fantasievoll, nicht alles, was du als innere Bilder siehst, ist echte Erinnerung. Die Hauptsache ist, und darum geht es, dass dich die inneren Bilder in ein Gefühl bringen. Du verstehst dadurch emotionale Zusammenhänge. Und beim inneren Kind geht es nun einmal ausschließlich um Gefühle. Es hat nichts anderes als die unmittelbare emotionale Wahrnehmung.

Innere Reise

Die Spur des Schocks rückverfolgen

Mache es dir bequem, schließe deine Augen. Bitte deinen Körper, dir zu zeigen, an welcher Stelle der Schock oder die Verletzung, die durch den Partner berührt wird, gespeichert ist. Du fühlst das als Enge, als Schmerz, als Atemnot, als Verspannung. Atme bewusst an diese Stelle, erlaube dir, sie zu fühlen. Und jetzt bitte deinen Körper, dir diesen Schmerz, die Verspannung, die Atemnot oder Übelkeit als Gefühl zu zeigen, bitte ihn, die Ebene zu wechseln und dir den körperlichen Zustand als emotionalen Ausdruck zugänglich zu machen. Nun fühlst du vielleicht etwas, Trauer, Schmerz, lass es sein, wie es ist, gehe nicht darauf ein. Manchmal fühlt man auch, dass man eben nichts fühlt, da fehlt ein Teil, da ist etwas erstarrt. Bitte deinen Körper oder dein Gefühl jetzt, dir innere Bilder zu geben, dich dahin zu führen, wo es entstanden ist, dir die Ursache zu zeigen. Sei vollkommen offen. Es kann sein, dass dir auf einmal eine Erinnerung in den Sinn kommt, lass sie sein, wie sie ist. Glaube dir selbst. Gehe noch ein bisschen tiefer, nimm dich selbst in dieser Situation wahr, egal, wie alt du bist und wie du aussiehst, vertraue deinen inneren Bildern. Meistens zeigt uns das Unterbewusstsein sehr rasch, worum es geht.

Selbst wenn du es im Moment noch nicht auflösen kannst, so weißt du jetzt doch, dass dieser Schmerz oder die Angst nichts mit dem zu tun hat, was gerade geschehen ist, nichts mit dem Brief aus dem Beispiel. Deine momentanen Gefühle führen dich zu dir selbst und dem zurück, was in dir noch nicht verarbeitet ist. Du verstehst nun besser, warum du so reagierst, wie du eben reagierst, und kannst die Verantwortung dafür bei dir lassen. Komme dann wieder zurück. Du hast nun den Auslöser erkannt und kannst deshalb im jetzigen Moment erwachsen bleiben und reagieren.

Willst du es auflösen, dann stelle dir vor, dass du als der Erwachsene, der du jetzt bist, mit in diese Situation hineingehst und dein inneres Kind, also dich selbst, rettest. Tue, was du tun würdest, wenn ein Kind, das du sehr liebst, in dieser Situation wäre. Sage dem Kind: »Ich sehe dich, ich höre dich, und ich nehme dich wahr, ich bin jetzt für dich da.« Mache genau das für dein inneres Kind, was du für deine Tochter oder deinen Sohn tun würdest. Liebst du kein Kind, so liebst du vielleicht ein Tier. Hole das innere Kind aus der Situation heraus, und bringe es in den Zaubergarten, oder halte es im Arm. Sage denjenigen, die es verletzt oder im Stich gelassen haben, dass du das nie wieder erlauben wirst, und nimm es mit zu dir. Bist du in der Situation, an die du dich erinnerst, kein Kind, so tue dennoch genau das gleiche für dich, hole dich da raus, rette dich selbst.

Welche Reaktion auf diesen Brief wäre nun angemessen? Nun, das hängt davon ab, wie du üblicherweise mit so etwas umgehst. Du kannst ihn liegen lassen in dem Wissen, dass er nur Auslöser, nicht Ursache für deine Panik war, oder du rufst deinen Partner an, erzählst ihm davon und fragst ihn, was du tun sollst und darfst. Der Brief und deine Projektion auf deinen Partner sind im Jetzt angekommen. Du weißt in deinem Erwachsenen-Ich, was zu tun ist. Du hast das Ereignis von deinen Schocks und Verletzungen abgekoppelt. Natürlich ist der Schock damit nicht restlos geheilt, aber du hast die Verantwortung für deinen Schmerz oder deine Angst übernommen. Und darum geht es bei diesem Tor.

Zur radikalen Selbstverantwortung gehört nicht nur, dass du schaust, ob du aus dem inneren Kind heraus agierst, sondern auch, zu erkennen, ob du dich in der Vater- oder Mutterrolle verfangen hast. Denn diese Rollen versprechen eine Art Kontrolle, die den anderen geradezu im Kind festhalten. Bedingungslose Selbstverantwortung, das klingt toll, erwachsen und reif. Aber wollen wir das wirklich? Denn das heißt nicht nur, dass du die Verantwortung für deine Reaktionen übernimmst, sondern auch, und das kann viel schwieriger sein, dass du die Kontrolle über den anderen loslassen musst. Kontrolle, das hatten wir schon, ist ein Angstreflex: die Flucht nach vorn, Angriff.

Gerade kommt dein Partner nach Hause, du hast dich auf einen schönen Abend gefreut, die Kerzen brennen, alles ruft nach Entspannung. Du schaust ihn an und weißt genau, ihm geht es nicht gut, er hat Kopfschmerzen, fühlt sich nicht wohl. Du bist, so gemein du das selbst auch finden magst, enttäuscht, doch selbstverständlich schaltest du in den Kümmer-Modus. Du denkst darüber nach, wo Schmerztabletten sind, gibst ihm Bachblüten oder sonst was, sorgst für ihn. Die Wahrscheinlichkeit, dass du dein inneres Kind zur Seite schiebst und die Mutter für ihn spielst, ist groß. Doch du darfst beides tun: ihn gut versorgen und schauen, was du brauchst, denn deine Enttäuschung steht ja auch noch im Raum. Dann fragst du ihn, ob er heute genug getrunken hat, weil du ihn kennst, und er sagt: »Nein, noch gar nichts.« Also ich weiß nicht, wie es dir jetzt geht, wenn du das liest, aber mich macht das wütend. Wieso sollte ich mich um einen Partner kümmern, der so gar nicht für sich selbst sorgt? Ich ziehe mich zurück, kümmere mich wieder um mich und schaue, was ich jetzt brauche, um doch noch einen schönen Abend zu haben. Er hat einfach kein Recht auf meine Fürsorge, wenn er nicht einmal in der Lage ist, genug zu trinken, und damit seine Migräne selbst auslöst.

Klingt das wenig mitfühlend? Ja. Ist es das? Ich weiß es nicht. Ich bin auf jeden Fall wieder bei mir, und das fühlt sich gut an. Ich koche gern eine Kanne Tee für ihn, aber mein Mitgefühl hält sich in Grenzen. Ich bleibe in der Frau, rutsche nicht in die Mutter, auch nicht in die strafende, die ihm jetzt einen Vortrag über Nierenfunktionen und Giftstoffe im Körper hält. Das weiß er eh alles, und wenn er dennoch nicht genug trinkt, ist es seine Entscheidung – die mir aber, und hier ist meine Verantwortung, nicht den Abend verderben wird!

Eine ganz einfache, aber sehr effektive Methode, um bei dir zu bleiben und die Verantwortung für dich und nur für dich zu übernehmen, ist die nachfolgende. Sie bildet den Schlüssel für das zweite Tor.

Zweiter Schlüssel

Übung

Schließe die Augen, und nimm ganz deutlich wahr, welches Gefühl das Verhalten deines Partners in dir auslöst. Sei dabei so ehrlich wie möglich, es hat meistens gar nichts mit dem zu tun, was der andere tut. Gerade deshalb kann dich der Pfad zu einem der Situation völlig unangemessenen oder unpassenden Gefühl führen. Du erinnerst dich an die Amygdala – das Verhalten deines Partners ist meistens nur Auslöser, nicht Ursache. Wenn du dein Gefühl spürst und identifiziert hast (das kann ein wenig Mühe machen, bitte nimm sie auf dich, es lohnt sich!), dann probiere einmal folgenden Satz aus:

»Ich gebe das Bedürfnis nach (z. B.) Enttäuschung auf.« Wieso solltest du ein Bedürfnis nach Enttäuschung haben, fragst du dich? Nun, etwas in dir hat das Bedürfnis, das Gefühl so lange zu wiederholen, bis du es wahrnimmst, es blinkt in dir, es will neu eingeordnet werden, die Welle will durchlaufen. Dein System will ins Gleichgewicht kommen. Doch an dieser Stelle herrscht Erstarrung, weil hier noch ein Schock oder eine schmerzliche Erfahrung sitzt. Der dunkle Drache, der dich im Op-

ferbewusstsein halten will, wird sich nun grummelnd abwenden. Denn wenn du ein Bedürfnis danach, dich schlecht zu fühlen, anerkennst und aufzugeben bereit bist, hat er keine Macht mehr über dich.
Schauen wir nach dem Beispiel von eben: Welches Gefühl könnte hier im Verborgenen wirken? Das Gefühl, immer die Verantwortung übernehmen zu müssen? Von Menschen umgeben zu sein, die sich nicht um sich selbst kümmern? Aber du SOLLST doch nicht werten, schreit es in dir, doch das hilft gerade nicht. Rede dir dein Gefühl nicht aus, es ist ein Wegweiser – gehe lieber noch ein Stück tiefer!
Atme, erlaube dir, sich selbst zu fühlen. Woher kennst du dieses Gefühl, selbst wenn du es noch nicht benennen kannst? Bitte dein inneres Kind, dir ein Bild zu zeigen, eine Erinnerung, und glaube sie dir selbst, egal, wie weit sie dahergeholt sein mag. Dein System weiß, was es tut. Du kannst dir und deinen Wahrnehmungen vertrauen. Was geschieht? Ein Bild zeigt sich, eine Erinnerung, und jetzt spürst du dein Gefühl sehr deutlich.

»Ich gebe das Bedürfnis nach Enttäuschung auf.«

Oder: »Ich gebe das Bedürfnis nach einem schwachen Partner an meiner Seite auf.«

Oder: »Ich gebe das Bedürfnis nach Überlegenheit auf.«

Oder: »Ich gebe das Bedürfnis nach übergroßer Verantwortung auf.«

Oder was immer passt und dich tief berührt. Nun kannst du aufatmen, du hast deinen Teil zu dir genommen. Ob du dich nun um deinen Partner kümmerst oder nicht, hängt von deinem Bauchgefühl ab, davon, ob es dir dabei gut geht.

Reden wir über das Bauchgefühl. Ganz tief in deinem Bauch gibt es eine Stelle, die genau weiß, ob etwas für dich gut ist oder nicht. Bist du eine Frau, dann findest du diese Stelle ungefähr auf Höhe deiner Gebärmutter, da, wo du das Leben, deine Träume, deine Inspirationen so lange in dir hütest, bis du sie gebärst. Spürst du ein Ja, dann kannst du bequem in den Bauch hinunteratmen, und du fühlst dich weich und weit. Spürst du ein Nein, so ziehen sich die Bauchmuskeln zusammen, und die Atmung reicht nicht mehr bis in den Schoß hinein. Bist du ein Mann, dann spürst du diese Stelle eher im Magenbereich und um den Bauchnabel herum, da, wo das Feuer deiner Tatkraft brennt. Das Feuer der Tatkraft hat Lust loszulegen, wenn sich etwas gut anfühlt, du willst auf der Stelle in Aktion treten. Spürst du ein Nein, dann wird der Bereich irgendwie taub oder kalt. Finden wir doch gemeinsam heraus, wie sich dein Ja und dein Nein anfühlen! Schließe bitte die Augen, nachdem du diese Übung gelesen hast:

Übung

Dein inneres Ja und Nein spüren

Atme ein paar Mal in den Bauch. Und nun bitte deinen Körper, dir zu zeigen, in welchem Bereich du deine menschliche, persönliche Wahrheit spürst. (Es gibt auch eine Wahrheit des Herzens und eine des Geistes, sie sind sehr wichtig, nutzen uns aber hier nicht viel, weil sie unpersönlicher sind.) Lass es sein, wie es ist, es gibt hierbei kein Richtig oder Falsch. Wenn du den Körperbereich fühlst, dann lege eine Hand darauf. Und jetzt bitte deinen Körper, dir ein lautes und deutliches Ja zu signalisieren. Merke dir das Gefühl, egal, ob es mit meiner obigen Beschreibung übereinstimmt oder nicht. Bitte dann deinen Körper, dir ein klares Nein zu signalisieren, und nimm auch das wahr. Merke dir auch das Gefühl, damit du es demnächst erkennst. Bitte ihn dann noch einmal um das Ja, damit dir der Wechsel bewusst wird. Dein Körper weiß ganz genau, ob eine Reaktion, eine Entscheidung oder eine Situation für dich als Mensch Energie gebend oder Energie raubend ist. Die Weisheit des Körpers ist der sicherste Ratgeber für Beziehungsfragen, weil Beziehungen, besonders die Themen des inneren Kindes, auf menschlichster, physischer Ebene gelebt werden. Probiere das einmal aus: Rufe dir das Thema, das du dir anschauen willst, ins Herz. Welche Wahrheit spürst du im Herzen? Es ist voller Mitgefühl und schaut hinter die Kulissen, ist langmütig und voller Liebe. Es kümmert sich, versorgt, sieht aber meistens eher den anderen als dich selbst. Das darf es auch, und das ist gut so. Nun nimm dein Thema in den Geist, schicke es ein Stückchen über den Kopf, so, als hättest du über dem Kopf eine Art Lichtkugel. Was sagt diese gedachte Lichtkugel dazu? Hier hast du eine höhere Sicht der Dinge, du stehst ein bisschen drüber, siehst die größeren Zusammenhänge, und auch das ist genau richtig. Die Sichtweise des Geistes und des Herzens sind notwendig, aber sie reichen nicht aus, um eine echte Handlungsgrundlage zu bilden. Nur der Bauch weiß, ob eine Situation für dich ganz persönlich gesund ist oder nicht, ob sie dir Energie gibt oder nimmt. Das spüren weder das Herz noch der Geist, weil es nicht ihre Aufgabe ist. Warum weiß das der Bauch? Weil hier das irdische Leben gezeugt wird. Und so weiß der Bauch, ob eine Situation auf Erden kraftvoll und Leben spendend ist oder eben nicht. Denn der Bauch, besonders der der Frau, weiß über Leben und Tod Bescheid.

Wenn du eine reife, gesunde Beziehung führen willst, dann brauchst du eine stabile innere Frau und einen stabilen inneren Mann, sonst läufst du Gefahr, allzu leicht die Mutter, den Vater oder das Kind zu verkörpern. In diesen Rollen aber fühlst du deinen Bauch nicht. Doch woran erkennst du die Unterschiede? Wir wechseln blitzschnell in den Rollen hin und her, immer auf der Suche nach Schmerzvermeidung und Lustgewinn, wenn wir nicht bewusst mit diesen Energien umgehen.

Machen wir einen Ausflug zu den Archetypen. Denn zu Beginn haben wir gesagt, die Beziehung wird geführt von Frau zu Mann, von Mann zu Frau, nur hier fließt die Kraft einer Liebesbeziehung auf Augenhöhe. Alle anderen Konstellationen haben immer ein Machtgefälle zur Folge, und nicht immer hat das »Elternteil« die Kontrolle. Oft hält ein inneres dunkles, weil verdrängtes, zorniges Kind die ganze Familie in Schach.

Hier eine kleine Liste mit Eigenschaften, an denen du die Unterschiede erkennst. Ich gebe nicht gern solche allgemeingültigen psychologischen »Kochrezepte« heraus, weil sie nie ganz zutreffen, aber es hilft dir hoffentlich dabei, dir selbst auf die Spur zu kommen. Wenn du dich mit systemischem Aufstellen auskennst, lege ich dir ans Herz, dir die einzelnen Positionen selbst anzuschauen, indem du »innere Mutter« oder »innerer Vater«, »inneres Kind« und »Frau« oder »Mann« auf je einen Zettel schreibst und vor dir auf den Boden legst. Stelle dich nacheinander darauf, und fühle die Energien, dann spürst du eindeutige Unterschiede. In einer gesunden Liebesbeziehung haben nur die Frau und der Mann das letztendliche Sagen.

Die Rolle der Mutter/des Vaters:
Deine Aufmerksamkeit ist beim Partner (oder bei der Partnerin, ich schreibe aus Gründen der Einfachheit »Partner«). Du hast deine emotionalen Fühler weit zum anderen hin ausgestreckt, überprüfst ständig, ob es dem Partner gut geht, und mischst dich in seine oder ihre Angelegenheiten ein – selbst wenn du das gar nicht willst. Du hast eine bestimmte Vorstellung davon, was dein Partner braucht, und machst, je nach

Temperament, unterschwellig oder ganz offen Druck, damit der Partner das, was du für gut hältst, auch tut. Du kümmerst dich um seine finanziellen Angelegenheiten, seine Ernährung, sein Wohlergehen. Du gehst übermäßig auf die emotionalen Bedürfnisse des anderen ein, womöglich noch, bevor er dich überhaupt darum gebeten hat. Du sorgst dich, selbst wenn du das nicht willst, du bist nicht bei dir, sondern hast immer einen deiner emotionalen Fühler im Energiefeld des anderen, um notfalls rettend einzuspringen. Du weißt nicht, was du brauchst, und falls es dir doch bewusst wird, bist du nicht in der Lage, es auszusprechen, weil du es nicht ernst nimmst. Du willst wissen, wann der Partner wo war und mit wem, du möchtest über seine Schritte, Gefühle, Pläne und Gedanken informiert sein, am liebsten ständig. Du erlaubst nicht, dass der andere etwas tut, das nicht mit dir abgesprochen ist. Und selbst wenn du das nicht nach außen kommunizierst, weil du selbst weißt, dass du ein bisschen zwanghaft wirkst, so gibt es doch diesen starken inneren Drang, den anderen ständig unter Kontrolle halten zu wollen. Im harmlosen Fall wirkt dein Verhalten auf den anderen wie Fürsorge, im schlimmeren Fall wie Kontrolle. Die Mutter- oder Vaterrolle kann so zwingend sein, dass der Partner keinen Schritt mehr tun kann, ohne Rechenschaft vor dir ablegen zu müssen. Das Wesentliche ist: Deine Aufmerksamkeit ist hauptsächlich beim anderen – so, wie das für Eltern, die für ihr Kind sorgen, auch genau richtig ist. Dein Körper ist angespannt, du bist in emotionaler Habtachtstellung, ständig in Alarmbereitschaft, besonders für die emotionalen Bedürfnisse des Partners. Du übernimmst Verantwortung auch für Angelegenheiten, die den Partner und nur ihn betreffen, und fühlst dich tendenziell machtvoll. Der Gewinn ist: Du machst den anderen von dir abhängig, zwingst ihn in die Rolle des bedürftigen Kindes, übernimmst die Kontrolle und bindest ihn dadurch an dich. Du umhüllst den anderen mit deiner Energie und verhinderst dadurch, verlassen zu werden. Gleichzeitig hungerst du an seiner Seite, wirfst ihm vor, dass du immer nur für ihn da bist – doch niemals würdest du ihn aus deiner Fürsorge entlassen, er könnte ja spüren, dass er auch ohne dich gut klarkommt.

Die Rolle des Kindes:
Deine Aufmerksamkeit ist beim Partner. Du beziehst alles, was der andere tut oder lässt, auf dich und bist sehr leicht verletzbar. Etwas in dir ist zu berührbar, emotional instabil, du bist leicht aus der Mitte und aus der Fassung zu bringen, spürst dich selbst kaum und wenn, dann eher unbewusst. Du weißt nicht, was du brauchst, und falls es dir doch bewusst wird, bist du nicht in der Lage, es auszusprechen, aus Angst, zurückgewiesen zu werden. Deine Gedanken kreisen darum, was der andere gemeint haben könnte. Deine emotionalen Saugnäpfe sind weit ausgestreckt, und du dockst dich am anderen an. Du brauchst permanente Bestätigung und die Versicherung, dass alles in Ordnung ist. Du versuchst, dem anderen zu gefallen, es ihm recht zu machen. Dafür bist du bereit, eine Menge zu tun. Du fragst um Erlaubnis, überlässt dem Partner die Verantwortung auch für Dinge, die dich selbst betreffen. Du findest nicht den Mut, für dich einzustehen und das zu tun, was sich für dich richtig anfühlt, wenn der Partner nicht damit einverstanden ist. Du brauchst Harmonie und bist be-

reit, beinahe jeden Preis dafür zu zahlen. Du hast hohe emotionale Anforderungen an den Partner und machst schnell andere für deinen Gefühlszustand verantwortlich. Du gibst die Verantwortung für dich ab, bist Schuld zuweisend und schnell eingeschnappt. Das innere Kind kann sehr bissig und anklagend werden, du bist in diesem Fall für den anderen wie ein emotionales Tretminenfeld. Du kannst es kaum aushalten, wenn es einmal nicht um dich geht, bist aber nicht in der Lage, klar und deutlich zu sagen, was du brauchst. Du übernimmst nicht die Verantwortung für das, was du brauchst, sondern versuchst unterschwellig oder offen, den anderen für die Erfüllung deiner Bedürfnisse verantwortlich zu machen. Ein Nein des Partners erträgst du kaum, und du fühlst dich sehr bedürftig und abhängig. Deine Fühler scannen ständig den emotionalen Zustand des anderen, aber nicht, um für ihn zu sorgen, sondern um zu spüren, ob er noch bei dir ist. Du hast wenig Selbstachtung, traust dir selbst nichts zu, machst deine Entscheidung vom anderen abhängig. Du befürchtest, allein nicht klarzukommen, und kannst zumindest gefühlt nicht für dich selbst sorgen. Du saugst Energie und versuchst, in den anderen hineinzukriechen. Du führst einen Machtkampf um die Aufmerksamkeit des anderen, und zwar mit allem, was ihn sonst noch beschäftigen könnte. Du bist davon abhängig, dass es ihm gut geht, damit er dir etwas geben kann, und zugleich eifersüchtig auf alles, was ihn außer dir interessiert. Wie absurd das ist, erkennst du sofort, wenn du dir klarmachst, dass ja das, was ihn interessiert, auch das ist, was ihn nährt. Du befürchtest ständig, für dich könnte nicht genug emotionale Nahrung übrig bleiben.

Die Rolle der erwachsenen Frau/des erwachsenen Mannes: Du bist mit deiner Aufmerksamkeit bei dir, und es steht dir frei, den anderen zu fühlen oder nicht. Du hast in jeder Minute die Wahl, Ja oder Nein zu sagen. Du spürst, was du brauchst, und kannst offen dazu stehen. Du akzeptierst und respektierst auch ein Nein des Partners und sorgst gegebenenfalls auf andere Weise gut für deine Erfüllung. Du erkennst die Tendenz, in bestimmten Situationen in eine der beiden oben genannten Rollen zu schlüpfen, und kannst ihr widerstehen – oder es zumindest kommunizieren und die Verantwortung dafür übernehmen. Du bist dir deiner selbst bewusst, und du hast die Möglichkeit, dich selbst an erste Stelle zu setzen, aber auch ganz frei und ohne Gegenleistung für den anderen da zu sein. Deine Energieversorgung ist nicht vom anderen abhängig, sondern ihr erschafft gemeinsam einen größeren Raum, den ihr gemeinsam nährt. Du bist in der Lage, deine Angst, eventuell verlassen zu werden (die ganz natürlich ist, denn wir alle haben die Erfahrung, verlassen zu werden, gemacht, diese Erfahrung ist ja real), klar und deutlich auszusprechen, ohne zu manipulieren oder manipulierbar zu werden. Du bist in der Lage, dem anderen den Trost und die Versicherung deiner Liebe zu geben, die er braucht, und erkennst seine Bedürftigkeit voller Mitgefühl an, ohne sie zu deinen Gunsten zu nutzen oder abzuwehren. Du brauchst den Partner nicht, um deine Rolle zu spielen, sondern du bist bei dir und kannst ihn lassen, wie er ist. Genauso wenig erlaubst du deinem Partner, dich in eine der Rollen zu pressen, selbst wenn er versucht, den Vater/die Mutter oder das Kind zu verkörpern. Du kannst die lichtvollen, lebendigen Aspekte des unschuldigen, treuherzigen inneren Kindes und des fürsorglichen, schützenden Elternteiles freudig und angemessen ausleben, hängst aber nicht darin fest. Du weißt nicht nur, dass du für dein Wohlergehen selbst verantwortlich bist, sondern du sorgst auch gut für dich. Gerade weil du in der Lage bist, Verantwortung für dich zu tragen, kannst du sehr innig und voller gesundem Mitgefühl für deinen Partner da sein, denn du bist nicht von seinem guten Gefühl abhängig. An deiner Seite darf es dem anderen auch einmal schlecht gehen, und du bist dennoch offen und präsent für ihn. Deine Energiefühler sind frei, du kannst damit das Energiefeld des anderen spüren, denn du stehst ja in Beziehung zu ihm, aber genauso spürst du dein eigenes. Du nimmst dir die Zeit, herauszufinden, was du brauchst, und zeigst dich offen und ohne Scham damit. Selbst wenn du Scham verspürst, zeigst du dich ohne Maske. Du bleibst emotional verfügbar und ehrlich, egal, ob dir dein Partner deinen Wunsch erfüllt oder nicht, und sorgst gegebenenfalls auch gegen den Willen deines Partners gut für dich selbst. Du spürst deine sexuellen Bedürfnisse und kannst sie offen kommunizieren, nutzt deine Sexualität aber weder, um zu manipulieren noch um zu erpressen oder gar durch Verweigerung zu strafen. Genauso wenig fällst du selbst auf Manipulation oder Erpressung herein, denn du bist in Kontakt mit deinem inneren Ja und deinem Nein und handelst auch entsprechend.

Das Problematische an der Rolle des Kindes oder des Elternteiles ist, dass du nicht frei bist, nicht aussteigen kannst, sondern dass der Sekundärgewinn, nämlich die Schmerzvermeidung durch Kontrolle, stärker ist als der Wunsch nach Selbstverantwortung. Im zweiten Tor geht es darum, diese Tendenz der Schmerzvermeidung und damit der Opferhaltung anzuerkennen und die Verantwortung dafür zu tragen, dass du momentan in einer Rolle gefangen bist und deshalb unangemessen (übertrieben empfindlich bis trotzig oder übertrieben fürsorglich bis kontrollierend) reagierst. Indem du dir darüber bewusst bist und die Verantwortung dafür übernimmst, selbst wenn du es noch nicht ändern kannst, bist du schon wieder näher bei dir.

Die Werkzeuge des zweiten Tores

- Du übernimmst die Verantwortung für das, was der Partner in deinem inneren Kind auslöst, und unterlässt die Schuldzuweisungen.

- Du übergibst das innere Kind des anderen, so du es denn hütest, in liebende und gute Hände.

- Du wendest dich deinem inneren Kind zu und stellst es unter deinen Schutz, übernimmst die Fürsorge. Du bringst es, wenn nötig, an einen sicheren inneren Ort, den Zaubergarten.

- Du machst dich auf die Suche nach der ursprünglichen Verletzung, nach dem Trauma, das durch den Partner berührt wurde, und rettest dein inneres Kind oder den Heranwachsenden aus der Situation, die dich damals verletzt hat.

Das dritte Tor:
Nichtangriffspakt
Der dunkle Drache: Rache

Weil ich dich liebe, falle ich nicht auf
deine Abwehrhaltung herein,
sondern sehe dein Herz.

Wenn in eurer Beziehung ein Bewusstsein für das innere Kind, das eigene und auch das des anderen, entsteht, dann bekommt ihr einen Schatz in die Hand – und eine brandgefährliche Waffe. Denn ihr haltet die tiefste Verletzlichkeit des anderen in der Hand. Und so ist es für euren weiteren gemeinsamen Weg sehr hilfreich und auch wichtig, eine Vereinbarung zu treffen. Ich schreibe euch hier einmal etwas auf, vielleicht wollt ihr es beide im Buch unterschreiben?

Dritter Schlüssel

Nicht-angriffs-pakt

Weil ich dich liebe, verspreche ich dir, dich niemals bloßzustellen, niemals dein inneres Kind zu verachten und ihm, soweit es mir möglich ist, all mein Mitgefühl zu schenken. Ich werde dir niemals die Verletzungen deines inneren Kindes vorhalten.
Ich verpflichte mich, deinem inneren Kind einen sicheren Raum zu geben, damit es sich zeigen kann. Ich verpflichte mich gleichermaßen, die Verantwortung für dein inneres Kind voll und ganz bei dir zu lassen.
Die Verantwortung für mein inneres Kind trage ich voll und ganz selbst, und ich bitte dich bereits jetzt um Vergebung, falls dich meine Verletzungen schmerzen oder in Schwierigkeiten bringen sollten. Ich danke dir für den Raum, den du ermöglichst, und nutze ihn für mein Wachstum, damit wir noch mehr Liebe verwirklichen können.

Das klingt doch super, oder? Das ist es auch. Wenn da nicht der dunkle Drache der Rache wäre, der meistens unterschwellig und subtil wirkt. Offen gezeigte Rachlust ist wenigstens noch aufrichtig, wenn auch nicht sehr konstruktiv. Doch wenn du sie vor dir selbst verleugnest, vergiftest du dich selbst.

Du kannst nur liebevoll und mitfühlend mit dem inneren Kind des anderen sein, wenn deines gut behütet und versorgt ist. Als der Erwachsene bist du vielleicht durchaus bereit, mitfühlend und unterstützend zu sein, aber dein eigenes inneres Kind tritt unter dem Tisch, grollt, wird gemein. Das kann sehr erwachsen und vernünftig klingen:

Ein bekannter Seminarleiter, der vor Hunderten Menschen auf der Bühne steht und die Massen begeistert, fragt nach jeder Veranstaltung bei seiner Freundin nach, ob er gut war. Nicht um sich Lobhudelei abzuholen, sondern weil sein inneres Kind wirklich Sorge hat, nicht gut genug zu sein. Er fühlt sich sehr verletzlich in diesem Moment, er meint die Frage ernst. Abgesehen davon, dass es eine gute Idee wäre, das innere Kind überhaupt erst gar nicht mit auf die Bühne zu nehmen, bekommt er von der Freundin zur Antwort: »Ach, das ist doch nur dein inneres Kind, das da fragt, das weißt du doch!« Das klingt sehr bewusst, aber es kommt einer eiskalten Dusche gleich. Denn ja, natürlich ist es sein inneres Kind, das da fragt, aber nicht nur. Wäre sie voller Mitgefühl mit ihm, dann würde sie ihm geben, was er braucht, nämlich eine echte Versicherung, dass er sehr gut war, eine Umarmung, ein »Ich bin stolz auf dich« und vielleicht noch ein »Du darfst dich jetzt ausruhen«. Und könnte er das Mitgefühl annehmen, was genauso schwierig ist, wie es zu geben, denn du gibst damit deine Bedürftigkeit zu, dann würden sie sich in die Arme nehmen, sich gegenseitig halten und nähren, und das innere Kind würde eine brandneue Erfahrung machen: Es wird gesehen, gehört, und es bekommt, was es braucht. Mit der Antwort der Freundin bleibt es schreiend im Dunklen liegen. Natürlich darf und muss er lernen, sich selbst voller Mitgefühl zu halten. Aber welch ein Zauber, welch eine Heilkraft liegen darin, wenn der geliebte Partner diese Rolle übernimmt! Nun weiß ich von den beiden, dass er ihr inneres Kind in anderen Situationen oft genug überhaupt nicht würdigt. Sie wird sich also hüten, ihm Mitgefühl zu schenken, denn zu tief sitzen die Verletzungen und der Groll. Und all das passiert, ohne dass es ausgesprochen wird. Wahrscheinlich ist es den beiden nicht einmal bewusst. Es geht mich auch nichts an, es ist aber ein sehr deutliches Beispiel dafür, wie dieser dunkle Drache wirken kann. Das innere Kind der Freundin rächt sich, indem es dafür sorgt, dass sie als Partnerin nicht auf der emotionalen, sondern auf der rationalen Ebene antwortet und ihm dadurch das Mitgefühl verwehrt. Sie hat ihm etwas erklärt, statt ihn zu nähren. Manchmal nährt eine Erklärung sehr wohl, aber nicht in diesem Fall. Hätte er die echte Verantwortung für sein inneres Kind übernommen, hätte er etwas gesagt wie: »Du, kannst du mich bitte mal in den Arm nehmen und meinem inneren Kind sagen, dass es gut war, ich brauch das jetzt, und ich danke dir dafür.« Wäre sie ehrlich, würde sie sagen: »Nein. Ich bin wütend auf dich, denn du siehst mein inneres Kind auch oft nicht.« Von da aus könnte ihre Beziehung ehrlicher, wahrhaftiger und auf die Dauer sehr viel liebevoller und friedlicher weitergehen. Sie könnten bereuen, sich gegenseitig um Vergebung bitten und achtsamer miteinander sein.

Warum braucht es einen ausdrücklichen Nichtangriffspakt, lieben wir uns denn nicht, ist es nicht selbstverständlich, dass wir uns nicht willentlich verletzen? Schauen wir uns den Drachen an, der dieses Tor versperrt.

Rache. Ein starkes Wort. Natürlich sind wir nicht rachsüchtig. Wir wissen, wie ungesund es ist, zu grollen und unterschwellig oder auch offen nachzutreten, wenn der andere schon am Boden liegt. Aber wissen wir auch, wie wütend wir tatsächlich sind? Unser inneres Kind, aber auch der Teil in uns, der glaubt, zu viel Fürsorge übernehmen zu müssen, weil der Partner zumindest unserem Eindruck nach einfach nicht in die Gänge kommt? Dabei spielt es gar keine Rolle, ob das überhaupt stimmt. Immer wenn du deine Wahrheit nicht aussprichst, wenn du nicht gut für dich selbst sorgst, wenn du nicht frei wachsen und dich entfalten darfst, wirst du unweigerlich wütend. Denn Wut ist ein starker Lebensimpuls, der dir zeigt, dass du deine lebenswichtigen Wurzeln vernachlässigst. Nicht umsonst trägt man die Wut im Bauch, da, wo das Leben entsteht. Sorgst du nicht für dein eigenes Wohlergehen, dafür, dass du gut genährt bist und der Hunger deiner verschiedenen Lebensbereiche angemessen gestillt ist, dann wirst du wütend auf denjenigen, der dich daran hindert. Bist du das selbst, dann wirst du eben auf dich selbst wütend, auf den Teil, der dich immer wieder beschwichtigt und dir deine eigenen Bedürfnisse abzusprechen versucht. Dieses Tor scheint leicht zu durchschreiten zu sein. Natürlich verpflichten wir uns gern, den anderen nicht anzugreifen. Aber es ist gerade für Menschen, die sich mit psychologischen oder gar spirituellen Themen befassen, sehr schwierig, den Drachen der Rache anzuerkennen.

Deine Wut als Ausdruck deines Lebenswillens zu sehen widerspricht wahrscheinlich deinem Selbstbild, besonders, wenn du »schon lange an dir arbeitest«. Wut zu spüren ist verpönt, und sie muss sofort transformiert werden. Nun, meistens transformieren wir unsere Wut nicht, sondern unterdrücken sie und setzen ein zuckersüßes Lächeln auf. Echte Transformation beinhaltet immer auch eine echte Verhaltensänderung – wir erlauben nicht mehr, dass wir uns selbst verleugnen und unsere vitalen Impulse ignorieren und vernachlässigen.

Neulich wurde eine erfolgreiche spirituelle Lehrerin, mit der ich befreundet bin, ganz abrupt lebensbedrohlich krank. Ich besuchte sie im Krankenhaus. Ihre Krankheit lag im Bauch. Ich fragte sie, wann sie denn zum letzten Mal richtig wütend geworden war (sie hatte allen Grund dazu). Ihr Mann, auch ein spiritueller Coach, saß dabei und sagte stolz: »Nicht mehr, seit sie mit mir zusammen ist, wir transformieren die Wut sofort.« Dabei lächelte er sanftmütig und auch ein bisschen überheblich. Wut war für ihn wohl nur etwas für unerleuchtete Anfänger. Ich hätte am liebsten auf den Tisch gehauen. Wie krank muss man besonders in unserem Beruf erst werden, um sich seine emotionale Aufrichtigkeit zurückzuerobern?

Ob du wütend bist oder nicht, sagt überhaupt nichts über deinen *Erleuchtungszustand* aus, sondern nur darüber, ob du gut für deine lebensnotwendigen *inneren Systeme* sorgst oder nicht.

Wut ist ein Alarmsignal, sie ist die rote Warnlampe, die dir zeigt, dass dein Tank gleich leer ist. Mehr nicht, aber auch nicht weniger. Warum fällt es uns so schwer, zuzugeben, dass wir wütend sind? Wir spüren unsere Wut in den meisten Fällen ja nicht einmal! Nun, das hat zwei Gründe.

Punkt eins: Zum einen durftest du als Kind sicherlich nicht lustvoll herumschreien, um deinen Frust, deine Enttäuschung (die sich gar nicht vermeiden lässt) aus dir herauszulassen. Du durftest nicht laut werden, durch die Gegend rennen, etwas kaputt machen und die starke körperliche Energie der Wut aus deinem Körper heraustoben. Die Welle durfte nicht durchlaufen, sondern blieb stecken, dabei hattest du als Kind sicher genug Gründe, wütend zu sein. Das macht überhaupt nichts, wenn du es dann auch sein darfst. Dein System beruhigt sich wieder, denn es ist darauf ausgerichtet, mit so wenig wie möglich Energieumsatz stabil zu funktionieren. Es ist schlicht zu anstrengend, dauernd wütend zu sein, deshalb dauert die Wut nur kurz an, vorausgesetzt, sie darf ausgedrückt und gefühlt werden. Im besten Fall darf sie nicht nur ausgedrückt werden, sondern du bekommst auch, was du brauchst, damit die Wut verrauchen kann. Darf sie das nicht, dann bleiben die Gefühle stecken, du atmest an dieser Stelle nicht mehr richtig und verhärtest. Leider verlierst du damit auch jede Menge Lebensenergie, denn Wut ist nun einmal das Warnsignal dafür, dass an einer Stelle Mangel herrscht. Zugleich gibt dir Wut die Kraft, die Dinge zu ändern. Zügelst du diese Wut, dann ist es, als würdest du ein Schildchen über die Warnlampe deines Autos kleben. Ist dir klar, wie viel Energie es braucht, diesen inneren Groll in Schach zu halten, wie viel Kraft dich diese

Verdrängung kostet? Du verlierst also gleich doppelt Lebensenergie.

Du durftest als Kind nicht wütend sein, wurdest mit Liebesentzug, Verachtung oder diesem enttäuschten Blick der Eltern bestraft, wenn du tobtest. Die wichtigste Hirnfunktion ist die Schmerzvermeidung. Es ist schmerzvoller und als Kind auch gefährlicher, Liebesentzug zu erfahren als Enttäuschung und die darauf folgende Wut in dir zu vergraben. Also entsteht völlig unbewusst ein emotionales Konstrukt in dir, das dich nach außen hin wieder »lieb sein«, zumindest funktionieren lässt. Irgendwie muss die Energie aber raus, und so fängst du an, quengelig zu werden, spürst eher Schmerz als Wut, wirst schneller krank. Die Warnung, dass dir Energie fehlt – und weil du nun das Warnsignal auch noch unterdrücken musst, sinkt dein Energieniveau noch weiter –, zeigt sich, anders geht es nicht. Darf sie es nicht in ihrem natürlichen Gewand tun, dann kommt sie verfälscht und verfremdet daher, auf eine Weise, die in der Familie geduldet wird. Vermutlich findet die Wut einen Ausdruck, der hinterrücks für einen Energiegewinn sorgt, denn dein System will sich um jeden Preis selbst erhalten. Du wirst krank statt wütend und bekommst nun die Aufmerksamkeit, die dir fehlt. Du weinst, statt zu toben, und wirst getröstet – ein Energiegewinn, wenn auch zu einem hohen Preis. Denn wenn sich deine Gefühle auf eine verdrehte Weise äußern, dann bekommst du eine Antwort auf diese Verdrehung, nicht auf das, was dir wirklich fehlt. Getröstet zu werden ist nicht das, was du brauchst, wenn du wütend bist! Je nach Ursache der Wut brauchst du eine Auseinandersetzung, du musst Nein sagen dürfen, oder ein tiefes Anliegen will erfüllt werden. Wenn du wütend bist, möchtest du deinen vitalen Bedürfnissen Ausdruck verleihen und damit gehört und gesehen werden.

Das ist die Mädchen-Variante. Die der kleinen Jungs sieht anders aus:

Du darfst auch mal toben, wütend zu sein, gilt noch immer als angemessener Gefühlsausdruck, falls du ein Junge bist. Aber wehe, du weinst. Klingt das nach den Ideen der frühen Sechziger? Nun, sie wirken immer noch. Jungs neigen dazu, jede schmerzliche Emotion als Wut wahrzunehmen, so, wie Mädchen ihre Wut meistens in Verletztheit verwandeln. Sicherlich spielen auch Temperament und später der Hormonstatus dabei eine Rolle, wie du deine unerwünschten Gefühle ausdrückst, in was du sie verzauberst. Halte es bitte für möglich, dass Wut bei Männern oft verwandelter Schmerz ist, während Verletztheit bei Frauen oft die Maske der Wut bildet.

Ein ganz alltägliches Beispiel: Du willst irgendwohin mitkommen, aber deine Eltern erlauben es dir nicht, und sie haben gute Gründe dafür. Selbst wenn du alt genug bist, diese Gründe zu verstehen, so fühlst du dich zurückgewiesen. Und das stimmt ja auch! Du fühlst dich ausgeschlossen, und auch das stimmt. Das passiert nun einmal, es lässt sich nicht vermeiden. Du wirst wütend. Auch das lässt sich nicht vermeiden. Wenn du nun wütend sein und für eine Weile schmollen darfst und du dich dennoch sicher und geliebt fühlst, dann organisiert sich dein System in aller Ruhe wieder und richtet sich neu aus. Wir sind in der Lage, mit Enttäuschungen umzugehen, wenn wir dafür einen sicheren Raum haben und nicht mit Liebesentzug rechnen müssen. Müssen wir aber mit Liebesentzug, also einem wirklich dramatischen Energieverlust rechnen, selbst wenn er gar nicht passiert (ein schiefer Blick kann für ein Kind genügen), dann bekommen wir zu der Wut noch Angst dazu. Die Amygdala reagiert, weil das ihre Aufgabe ist, sie stopft die Enttäuschung, die Wut und die Angst vor Liebesentzug in einen großen Sack und verstaut diesen im hintersten Hirnstübchen. »Wut zu fühlen ist gleich Liebesentzug« merkt sie sich als Schlagzeile.

Was passierte üblicherweise, wenn du als Kind wütend warst? Deine Eltern reagierten mit einer Drohung. »Wenn du nicht brav bist, dann nehmen wir dich auch beim nächsten Mal nicht mit.« Du verstummtest, fühltest dich selbst nicht mehr, warst erstarrt. Aber die Zurückweisung blieb. Also wurdest du ziemlich sicher krank, genau dann, wenn sie aus dem Haus gingen, vielleicht hattest du auch einen kleinen oder größeren Unfall. Entweder blieben sie nun mehr oder weniger zähneknirschend da, dann wurdest du umsorgt, aber auf der falschen Ebene, oder sie gingen dennoch, schickten dir aber jemanden, der für dich sorgte. Du erhieltest einen Energiegewinn, du bekamst Trost und Fürsorge. Vielleicht bekamen deine Eltern nun auch noch Schuldgefühle (auch sie reagierten mit Schmerzvermeidung und hielten deine Enttäuschung nicht aus) und brachten dir ein Geschenk mit. Von da an reagierte dein System auf Wut mit Krankheit.

Was wäre in so einer Situation gesund für dein inneres Kind? Du wirst zurückgewiesen, das stimmt. Du bist enttäuscht, willst mitkommen, auch das stimmt. So weit, so gut. Wenn sich nun einer zu dir setzt und dir sagt »Ich sehe dich. Es tut mir leid, dass wir dir diese Erfahrung zumuten. Ich halte dich. Wir lieben dich. Du darfst wütend auf uns sein. Was brauchst du, um dich besser zu fühlen?«, bist du zwar immer noch enttäuscht und wütend, aber du bleibst in einem offenen, sicheren emotionalen Raum. Wenn deine Eltern dann gehen, kann es immer noch sein, dass du schreist und tobst, aber die Welle darf abklingen, und du lernst, dass du auch diese Gefühle haben und durchstehen darfst und kannst – vor allem aber lernst du, dass auch diese starken Gefühle vorbeigehen!

Punkt zwei: Die Wut der Erwachsenen war so überwältigend und bedrohlich, dass du Wut an sich als gefährlich einstufst. Als Kind kannst du nicht unterscheiden, ob sich ein Gefühl auf dich bezieht oder nicht, du spürst nur diese gewaltige emotionale Welle, die dich überrollt, selbst wenn du gar nicht gemeint bist. Waren deine Eltern wütend, dann spürtest du statt Liebe diese starke zerstörerische Kraft. Wut ist zerstörerisch, das ist ihre Aufgabe, und im besten Fall befähigt sie dich, das zu zerstören, was dich daran hindert, frei und lebendig zu sein. Wut zerstört überholte und starre Strukturen, das ist ihre Aufgabe, und dafür braucht es eine starke Welle.

Gesunde *Wut* ist wie ein Vorschlaghammer, mit dem du die Wände einreißt, die dich daran hindern, frei mit dem *Leben* zu tanzen. Fühlst du Wut, dann gibt dir das Leben diesen Vorschlaghammer in die Hand, und es lohnt sich, zu überprüfen, welche *Wand* das Leben für überflüssig hält.

Wenn Eltern oder andere Erwachsene wütend sind, wirken sie sehr bedrohlich auf Kinder – wenn nun aber jemand hingeht und dem Kind sagt »Das hat nichts mit dir zu tun, wir lieben dich, und du bist ein wundervolles Kind. Die Mutter/der Vater ist wütend, weil …«, dann bleibt die Amygdala ruhig, das Kind kann sich die Wut der Eltern anschauen, ohne sich davon bedroht zu fühlen, und es erlebt Wut als einen natürlichen Gefühlsausdruck, der, und das ist das Wichtigste, auch wieder vorübergeht.

Meistens aber erlebten wir unterschwellige Wut, die sich als Groll äußerte, als Bitterkeit. Die natürliche Kraft der Wut bekam ein undurchschaubares, fremdartiges Gesicht, ab und zu gab es spitze Bemerkungen, Verweigerungen. Die Wut, die doch ein Vorschlaghammer sein sollte, der dem Leben dient, verwandelte sich in passiv-aggressive Lebensverweigerung.

Sind unsere Eltern schuld, will ich das etwa sagen? Natürlich nicht. Aber nun verstehst du, warum du viele Gründe hast, um Wut für gefährlich zu halten, und warum du sie beinahe um jeden Preis vermeiden willst. Nun, lieber Leser. Wenn dein Partner im inneren Kind oder im kontrollierenden Elternteil hängt, wenn du selbst ein unerfülltes inneres Kind auf der meist vergeblichen Suche nach Liebe in dir trägst, dann wirst du viele Gelegenheiten haben, um ziemlich wütend zu werden. Verleugnest du diese Wut, dann gärt sie in dir, brodelt, wirft Blasen. Du willst lieben, und du willst den anderen nicht angreifen, doch die giftigen Blasen der unterdrückten Wut, die dir ursprünglich mehr Lebendigkeit und Selbstbestimmung verschaffen wollte und sollte, steigen auf und platzen. Deine unterdrückten und verleugneten Anteile, die um Lebendigkeit ringen, die gesehen werden wollen, werden sich zeigen, egal, wie. Und so nimmst du Rache, ob du willst oder nicht. Du bist »neutral« oder »sachlich« statt mitfühlend, du »willst doch nur helfen«, dabei haust du dem anderen seine Versäumnisse um die Ohren. Du verweigerst dem anderen aus Rache dein Mitgefühl.

> Denn das ist es, was das innere Kind des Partners braucht: dein *Mitgefühl*. Nicht deine Fürsorge! Die braucht dein eigenes *inneres Kind*.

Wenn du all das liest, bist du bereit, das zumindest als Möglichkeit anzuerkennen? Denn nur wenn du anerkennst, dass etwas in dir womöglich Rache nehmen will, kannst du die Fürsorge für diesen Anteil übernehmen.

Beziehungen scheitern oft an Kleinigkeiten, so sagt man. Die offen gelassene Zahnpastatube, die voll aufgedrehte Heizung, die die ganze Nacht läuft, die Butter, die in der warmen Küche stehen bleibt. Unachtsamkeiten, derentwegen sich aufzuregen, einen kleinlich und engstirnig erscheinen lassen. Aber stimmt das?

Beziehungen scheitern nicht an Kleinigkeiten. Beziehungen scheitern, wenn die *Angst* des inneren Kindes größer wird als die Liebe, wenn einer ständig im Tretminenfeld des anderen herumläuft und ihn somit in permanente *Alarmbereitschaft* versetzt.

Wir rutschen genau dann in die überbehütende Mutter, in den strafenden Vater, wenn wir das innere Kind des anderen nicht mehr ertragen können, weil es uns Angst macht. Wir rutschen ins innere Kind, wenn uns die Angewohnheiten und Nachlässigkeiten des anderen an einer empfindlichen Stelle erwischen. Dazu gehören durchaus auch positive Angewohnheiten: zum Beispiel die Art, wie der andere für sich selbst sorgt. Das, was dir als Nachlässigkeit erscheint, weil es dir Angst macht, kann sehr wohl ein Ausdruck einer entspannten Lebenseinstellung sein – solange es nicht (unabgesprochen) auf Kosten anderer geschieht. Immer dann, wenn dein Partner dieses Tretminenfeld berührt, einfach dadurch, weil du mit ihm zusammenlebst, spannst du dich an, deine Amygdala beginnt, Stresshormone auszusenden, und die Selbstschussanlage in deinem Inneren bringt sich in Stellung: maximale Schmerzvermeidung. Nun geschieht das meistens unbewusst, aber selbst wenn du all das weißt, so kannst du doch diesen Anflug von Ärger nicht unterdrücken, wenn dein Partner »Schon wieder …!! Dabei weiß er doch, dass ich das nicht mag, würde er mich lieben und achtsamer mit mir sein, dann sollte er doch …«. Genau hier ist das Gespräch so wichtig. Frage deinen Partner, warum er etwas auf genau diese Art macht, und lass seine Antwort gelten. Sage ihm die Wahrheit, nicht anklagend, sondern ehrlich. Sage ihm, dass es dir eine Heidenangst bereitet, wenn er die Heizung über Nacht laufen lässt und du das Gefühl hast, die Heizkosten laufen aus dem Ruder. Sage ihm, dass du Angst bekommst, wenn er die Rechnungen nicht gleich zahlt, sondern die Mahnung abwartet, weil du befürchtest, der Gerichtsvollzieher könnte dir das geliebte Haus pfänden. Sage ihr, dass du Angst hast, wenn sie spirituelle Seminare besucht, weil sie hinterher irgendwie anders ist, andere Ansprüche an dich hat (du sollst auf einmal achtsam sein und auf deine Energie achten) und du nicht weißt, wie du nun mit ihr umgehen sollst. Und so weiter.

Ich wähle bewusst einfache Beispiele, nicht die großen Geschichten, sondern die kleinen, damit du dich nicht herauswinden kannst. SOO schlimm ist es bei dir ja nicht? Gut so, das freut mich sehr, aber du hast dieses Buch gekauft, irgendetwas wird es ja wohl geben, oder? Unterschätze nicht die zersetzende Kraft der unterdrückten Wut und der Schmerzvermeidung deines Gehirnes. Wenn der Schmerz zu groß wird, dann wird dein Gehirn entscheiden, statt wegen der immer wieder auftretenden neuen Verletzungen auf die Dauer gleich die ganze Beziehung zu vermeiden. Das mag eine kluge Entscheidung sein. Doch die Gründe, derentwegen wir unsere Beziehung beenden, wollen wir sicher nicht in den verdrängten Themen unserer Kindheit finden, oder? Abgesehen davon, dass wir auf diese Weise eine echte Chance zur Entwicklung verpassen, werden wir sowieso vom nächsten Partner an den gleichen Stellen berührt. Einfach weil sie da sind und gesehen werden wollen. Ich nenne das »emotionale Evolution«, denn auch unser Emotionalkörper, unsere Gefühlswelt, will sich entfalten und verfeinern. Nicht, um empfindlicher zu werden, im Gegenteil. Je gesünder du bist, je reifer deine Emotionen sind, desto feiner und vielfältiger kannst du das Leben spüren, desto leichter fällt dir der Zugang zu deiner eigenen Wahrheit und zu deiner inneren Stimme. Je feiner dein innerer Seismograf justiert ist, desto gelassener kannst du die Verantwortung für dich selbst übernehmen. Hängen zu viele Traumen in deinem Emotionalkörper, dann ist er träge, unbeweglich und nur auf Vermeidung durch Rückzug oder Dramatisieren aus statt auf echtes Leben und spannende Abenteuer.

Natürlich klingt es völlig überzogen, wenn wir aus einer nicht bezahlten Rechnung auf eine drohende Hauspfändung schließen. Das ist es ja auch. Aber es geht um das innere Kind, nicht um den Erwachsenen, der das weiß. Das innere Kind weiß es nicht und die Amygdala schon gar nicht, denn sie hat keinen Zugriff auf deine vernünftigen, logischen und erwachsenen Anteile. Es ist ein Ausdruck von tiefem, reifem Mitgefühl, wenn wir die Angst des anderen nicht auf uns beziehen, als Kritik nehmen und nun unsererseits angegriffen und verletzt um uns schlagen, sondern seine Angst anerkennen und gelten lassen. Es braucht einen sicheren gemeinsamen Raum, in dem ihr eure irrationalen Ängste, denn das sind nun einmal die Themen des inneren Kindes, besprechen könnt, ohne euch eure vernünftigen Argumente um die Ohren zu hauen und ohne euch gegenseitig Vorwürfe zu machen. Es ist ziemlich weise, die Ängste des inneren Kindes deines Partners sehr ernst zu nehmen und sie gelten zu lassen. Das heißt nicht, dass du dich den Bedürfnissen des inneren Kindes deines Partners entsprechend verhalten sollst und musst. Aber wenn du das innere Kind deines Partners nicht hörst, es nicht ernst nimmst und es gar beschämst (»Komm, stell dich nicht so an, du bist doch kein Kind mehr!«, oder, der ultimative Killersatz: »Sei doch nicht albern!«), dann werden die Schmerz vermeidenden Systeme deines Partners eines Tages beginnen, dich zu meiden – und zwar zu Recht.

Übung

Klare Kommunikation

»Mein inneres Kind befürchtet …« ist ein guter Satzbeginn, mit dem ihr eine Rederunde gestalten könnt. Wehre und werte nicht die Befürchtungen des anderen ab, sie sind kein Vorwurf an dich, sondern einfach eine Aussage über die Gefühle des anderen. Lass sie unbedingt gelten, das ist nun einmal die emotionale Wahrheit des anderen, zumindest heute und in diesem Moment. Jeder redet nur von sich. Zum Beispiel:

A: »Mein inneres Kind befürchtet, die Heizkosten werden uns ruinieren, wenn du die Heizung über Nacht laufen lässt. Das macht mich total müde, hilflos und aggressiv, weil ich Angst habe, wie verrückt arbeiten zu müssen, um das bezahlen zu können. Dabei will ich doch mehr Freiheit und Freude statt mehr Arbeit. Mein inneres Kind befürchtet, du machst zunichte, was ich aufbauen will.«

B: »Ich verstehe dich gut, ich sehe deine Angst. Ich bin abends so müde und kaputt, dass ich nicht daran denke, die Heizung abzudrehen, wenn ich ins Bett komme, das kann ich leider auch nicht ändern, so leid es mir tut. Ich werde es versuchen, aber ich kann es nicht versprechen. Wie finden wir eine Lösung?«

A: »Wenn ich weiß, dass du zu müde und kaputt bist, dann kann ich das gut verstehen. Erlaubst du, dass ich die Heizungen abdrehe, wenn ich ins Bett gehe, auch wenn du noch eine Stunde auf bist? Ich denke mit Sicherheit daran, es ist ja meine Angst.«

B: »Wenn es nicht allzu kalt ist, gern, lass uns das einfach jeden Abend kurz besprechen. Oder wir kaufen eine Zeitschaltuhr.«

A: »Die Zeitschaltuhr ist gut. Und was brauchst du, wie kann es für dich leichter werden, was macht dich denn so müde jeden Abend?«

Mit dieser Frage könnte das Gespräch nun weitergehen, damit beide Partner mit ihren Bedürfnissen gesehen werden. Klingt doch vernünftig, oder?
Was ist passiert? Beide waren ehrlich. Natürlich ist jedem klar, dass es sinnvoll ist, die Heizung über Nacht

zu drosseln, darum geht es aber nicht. Es geht um Groll, um Schuldzuweisung, um nicht ausgesprochene Ängste. Das Thema selbst lässt sich meistens ganz einfach lösen. Es sind die unausgesprochenen Erwartungen, die emotionalen Schlussfolgerungen, die sich in Katastrophenszenarien wie zum Beispiel dem Verlassenwerden äußern und uns mürbe machen. Was der abends erschöpfte Partner, der die Heizung vergisst, vielleicht nicht gesagt hat, ist, dass er sich durch das morgendliche Genörgel des anderen selbst nicht gesehen fühlt, dass er glaubt, der Partner würde nicht anerkennen, wie müde er ist. Auch er ist in Not.

Und darum geht es: die *Not* des anderen anzuerkennen. Die Not des anderen ist kein *Vorwurf* an dich. Du bist auch nicht schuld daran. Es ist einfach eine Not, die eine *Lösung* braucht.

Der andere ist nicht an deiner Misere schuld, also mache sie ihm auch nicht zum Vorwurf. Zeige dich offen und ehrlich mit deiner Wunde, denn jeder weiß, dass Wunden besser heilen, wenn Luft und Licht drankommen, so auch die des inneren Kindes.

Ich gebe dir noch ein anderes Beispiel, das an Banalität kaum zu überbieten ist, damit du erkennst, wie wichtig Kommunikation und echtes Hinterfragen sind:

Du kochst, gibst dir Mühe. Du stellst das Essen auf den Tisch, dein Partner nimmt, ohne zu kosten, das Salz und würzt nach. Du wirst, ohne es zu wollen, wütend. Du glaubst, du wirst wütend, weil der andere auf seinen Blutdruck achten soll, aber in Wahrheit fühlst du dich verletzt. Dein Essen schmeckt wohl nicht. Soll der andere doch selbst kochen, wenn es ihm nicht passt, oder? »Schmeckt es dir nicht?«, fragst du ein bisschen spitz. Wäre er klug, würde er sagen: »Danke fürs Kochen und fürs Versorgen, Schatz, mir schmeckt es gut, aber ich mag es ein wenig stärker gewürzt – koche aber bitte so, wie es dir schmeckt.« Er gibt ihr Wertschätzung und Anerkennung für die Fürsorge. Wäre sie klug, würde sie antworten: »Das verstehe ich, und ich bin froh, dass du nicht erwartest, dass alles so ist, wie du es haben willst, sondern dass du die Verantwortung für dich übernimmst.« Sie würdigt seine Selbstverantwortung und seinen Freiheitsdrang. Wäre er ganz in seiner Kraft, würde er vielleicht noch sagen: »Weißt du, zu Hause musste ich immer alles so essen, wie es auf den Tisch kam – ich brauche das Gefühl, dass ich mein Essen so essen kann, wie ich es will – ein wenig lehnt sich mein inneres Kind gegen meine Mutter auf, indem ich zum Salzstreuer greife.« Unterschätze niemals den Groll, den ein inneres Kind gegen Maßregelungen entwickelt, die letztlich eher ein Machtmissbrauch waren als eine sinnvolle Maßnahme. Ein beschämtes und gemaßregeltes inneres Kind nimmt sich an den seltsamsten Stellen die Freiheit, etwas zu tun oder zu lassen, um sich zu beweisen, dass es tun kann, was es will.

Klingt dir das zu kompliziert? Man kann auch wirklich alles zerreden, sagst du? Dann magst du diese Variante vielleicht lieber:

»Schmeckt es dir nicht?«, fragst du ein wenig spitz, weil du verletzt bist. »Doch. Was soll denn die blöde Frage. Sonst würde ich es ja nicht essen«, antwortet dein Partner. Und wenn er ganz gut drauf ist, sagt er »Der Hunger treibt es rein« und findet das witzig. Damit ist dieses Gespräch und sind für diesen Abend auch alle weiteren vom Tisch. Beide sind voneinander enttäuscht und blicken stumm auf dem ganzen Tisch herum, um Heinrich Hoffmann zu bemühen. Wer gekocht hat, ist natürlich egal, das ganze Drama kann man auch mit vertauschten Rollen spielen. Dann liegt die Gewichtung ein wenig mehr auf dem Werk, welches der Koch abgeliefert hat, als auf dem Versorgungsaspekt.

Versteht ihr? Wenn ihr nicht redet, dann denkt ihr euch eben etwas aus. Reden dient einfach dazu, das zu überprüfen, was euch sonst ungeprüft den Abend vergällt.

Die Werkzeuge des dritten Tores

- Ihr verpflichtet euch, einen Nichtangriffspakt zu unterschreiben, und schafft somit einen sicheren Raum für die Prozesse der inneren Kinder.

- Du erkennst an, dass du für die Verletzungen, die dir der Partner zugefügt oder an die er dich erinnert hat, Rache nehmen willst.

- Du übernimmst die Verantwortung für die Wut, die zu den Rachegelüsten führt, besonders dann, wenn du »gar keine Wut spürst«.

- Du wirst bereit, eindeutig zu kommunizieren, indem du Sätze, die mit »Mein inneres Kind befürchtet ...« beginnen, aussprichst.

- Du lässt die Bedürfnisse und Ängste des Partners gelten und erkennst sie an, bleibst präsent und offen, bleibst im Erwachsenen-Ich. Du bist bereit, den Schmerz des anderen anzuerkennen und ihn als genauso wahr und real zu betrachten wie deinen eigenen.

Das vierte Tor: Echte Reue und die Bitte um Vergebung Der dunkle Drache: Scham

Weil ich dich liebe, bin ich bereit,
zu bereuen, dich um Vergebung zu bitten
und Wiedergutmachung zu leisten,
wenn ich dich verletzt oder
mich unangemessen verhalten habe.

Warum braucht es denn für diese Selbstverständlichkeit ein Tor? Weil unser Gehirn, ich sage es immer wieder, versucht, uns vor Schmerz und unangenehmen Erfahrungen zu schützen. Warum tut es das? Damit unsere vitalen Lebensfunktionen mit so wenig Energieaufwand wie möglich erhalten bleiben. Nun, Scham zu empfinden ist äußerst Energie zehrend. Dass wir den anderen oder auch uns selbst verletzt haben, beschämt uns zutiefst. Wir sind soziale Wesen, und es widerstrebt uns sehr, diese soziale Gemeinschaft zu verletzen – auch das dient der Lebenserhaltung bei minimalem Energieaufwand. Also erfinden wir die heuchlerischsten Ausreden, um ja nicht die Verantwortung für unser Verhalten übernehmen zu müssen. Die verlogenste, die mir im Moment einfällt, ist »Ich bin doch nur dein Spiegel« oder »Das hat er sich selbst so gewählt«. Hut ab vor unserer Amygdala, sie lernt wirklich schnell und ist sich nicht zu schade, die perfidesten Verdrehungen spiritueller Gesetze zu nutzen. Dafür können wir nichts. Aber wir können sehr wohl etwas dafür, ob wir das glauben oder nicht, wir sind zu hundert Prozent verantwortlich dafür, wenn wir dem Partner, den wir gerade durch unser Fehlverhalten verletzt haben, diese Killersätze um die Ohren hauen. Denn was drücken sie aus? »Bleib mir vom Leib!«, »Lass mich in Ruhe!«, und natürlich sagen sie »Du bist selbst schuld!«. Gewalttätige Psychopathen tun das auch, sie beschuldigen ihre Opfer, sie dazu zu bringen, verletzend zu handeln. (Soziopathen dagegen ist es gleich ganz egal, was andere fühlen. Sie brauchen diese ganze komplizierte Angelegenheit der Schmerzvermeidung und daraus resultierender Schuldzuweisung nicht.) Ich sage dir etwas. Wenn dich dein Partner tatsächlich nötigt, dich zwingt, ihn schlecht zu behandeln, ihn zu verletzen, dann solltest du die Flucht ergreifen – und zwar sofort. Denn er zerstört deine Würde.

Du bist für das, was du tust, zu hundert Prozent verantwortlich. Und auch für das, was du in deiner Beziehung dadurch auslöst. Denn du liebst deinen Partner, ihr seid auf vielen Ebenen miteinander verbunden, und ihr habt einander versprochen, euch nicht zu verletzen. Wenn nicht verbal und ausdrücklich, dann dadurch, dass ihr liebevolle Gesten miteinander austauscht. Das gilt etwas. Es ist eine Zusicherung: »Ich bin auf deiner Seite, ich meine es gut mir dir, ich greife dich nicht an, du bist bei mir sicher.« Verletzt du deinen Partner, indem du ihm Unrecht zufügst, dann machst du dich schuldig, diese Vertrautheit erschüttert zu haben, und der andere verliert zu Recht sein Vertrauen in dich. Klingt dir das zu krass? Nun, du bist in einer Liebesbeziehung. Du bist nicht nur verantwortlich für dich selbst, sondern für das gesamte Energiefeld eurer Beziehung. Wenn dir das zu viel erscheint, dann frage dich, ob du das nicht genauso von deinem Partner erwartest. Denn spätestens wenn du daran denkst, was du dir vom ihm wünschst, was du voraussetzt, weißt du wieder, dass es stimmt.

Habe ich dich verschreckt? Hier kommt die tröstende Nachricht: Wenn du deinen Partner verletzt hast, wenn du durch dein Verhalten Schmerzen, Angst oder Unsicherheit ausgelöst hast, dann lässt sich das leicht wieder in Ordnung bringen – und hier liegt deine echte, so kostbare Wachstumschance. Wie? Gib es zu, bereue es, und bitte um Vergebung. Und dann höre auf, dein schädigendes Verhalten beizubehalten. Wen verletzt du eigentlich in erster Linie, wenn du dich lieblos verhältst? Natürlich dich selbst und dein inneres Kind. Solange du dich nicht selbst um Vergebung gebeten hast, ist es schwierig, beim anderen anzuklopfen, denn du bist dadurch zu abhängig von seinem Mitgefühl und seiner Bereitschaft, dir zu vergeben. Wenn du um Vergebung bittest, musst du bereit sein, auch ein Nein auszuhalten und dennoch in Frieden zu kommen. Weißt du, wenn du etwas bereust und um Vergebung bittest, dann bedeutet das nicht, dass dir der andere auch sofort vergeben muss. »Aber ich habe dich doch um Vergebung gebeten!«, sagst du trotzig, und ja, das hast du. Aber ob dir der andere vergibt oder nicht, entscheidet er, und oft braucht es eine Weile. Durch die Bitte um Vergebung muss sich nun auch der Partner dem Schmerz stellen, den er irgendwo abgespalten oder rationalisiert hat. Reue und die Bitte um Vergebung holen die Verletzung ans Tageslicht, für beide. Auch der Partner muss erst diesen Schmerz verarbeiten, sich eingestehen, dass er verletzt ist, und diesen Schmerz in aller Deutlichkeit fühlen. Das kennst du sicher.

> Wie schnell sagen wir *Ja*, wenn wir um Vergebung gebeten werden, damit alles wieder gut ist. Aber echte *Vergebung* braucht ihre *Zeit* und passiert in Wellen, in Zyklen.

So, wie alles im Leben.

Reden wir ein wenig über die Dynamik von Vergebung. Wir arbeiten in unseren Seminaren oft mit der Technik des Familienstellens und erleben immer wieder Folgendes:

Vergebung ist ein dynamischer Prozess zwischen zwei Menschen (oder auch zwischen zwei inneren Anteilen). Wenn du dir vorstellst, es gäbe bei jeder Interaktion einen nicht sichtbaren Energieaustausch, den man durch bestimmte Techniken (wie zum Beispiel das Familienstellen) fühlbar und für einige Menschen sogar sichtbar machen kann, dann kannst du dir vielleicht folgendes Bild vor Augen führen:

Vergebung ist wie eine Energiewelle, die ein Ziel braucht. Es gibt einen *Sender* und einen *Empfänger*. Vergebung bezieht sich auf ein Gegenüber, selbst wenn es *Aspekte* deines Inneren sind wie, zum Beispiel das innere Kind.

Dann ist dein inneres Kind dein Gegenüber. Es braucht einen, der die Vergebung, das Verzeihen, aussendet, aber es braucht auch einen, der diese Welle annimmt. Und hier kommt die Reue ins Spiel. Denn nur wenn derjenige, dem du vergeben willst, anerkennt, dass er dich verletzt hat, wenn er bedauert, dass er Schmerz verursacht hat, nur wenn er dafür die Verantwortung übernimmt und aus dem neutralen Bedauern eine echte Reue wird, nur dann öffnet sich der Bereich im Herzen, in den deine Energiewelle der Vergebung einfließen kann. Nur wenn dein Partner aufrichtig und spürbar reuig um Vergebung bittet, kommt diese Vergebung, die du ihm schenkst, auch an. Es ist, als richtetest du einen Lichtstrahl auf einen Spiegel. Nur wenn es dort eine Öffnung gibt, prallt das Licht nicht zurück und blendet dich, sondern fließt weiter.

Ist der andere gar nicht der Meinung, er hätte dich verletzt, und bereut sein Verhalten deshalb auch nicht, so kann das zwei Ursachen haben. Zum einen stimmt es vielleicht. Möglicherweise fühlst du dich durch sein Verhalten verletzt, aber diese Verletzung ist eine alte, die nur wieder neu berührt wurde. Dafür kann dein Partner nichts. Ich bin der Meinung, dass man in einer liebenden Beziehung durchaus bedauern kann und darf, den anderen an einer schmerzhaften Stelle berührt zu haben, selbst wenn es unabsichtlich geschehen ist. Ich bitte meinen Partner auch dann um Vergebung für diese Berührung, wenn ich nicht dafür verantwortlich bin, dass da ein alte Wunde ist. Doch nötig ist es nicht, denn an dieser Stelle warst du wirklich nur Spiegel. Überprüfe das aber bitte sorgsam, und hinterfrage deine tiefste Absicht. Warst du unachtsam, oder hast du einfach gut für dich gesorgt und bist deiner Wahrheit gefolgt? Du willst zum Beispiel abends noch auf ein Bier in eine Bar, deine Partnerin aber fühlt sich einsam und hat sich auf den gemeinsamen Abend gefreut. Du gehst natürlich dennoch, denn du hast ja deine Gründe. Doch du kannst es achtsam und liebevoll tun oder rabiat. Du kannst deine Partnerin in den Arm nehmen, sie um Vergebung bitten, dass du jetzt nicht für sie da bist, ihrem inneren Kind versichern, dass du bald wiederkommst (und dich daran halten), und gehen, oder du kannst dich gegen das Bedürfnis deiner Frau wehren und fluchtartig das Haus verlassen.

Genauso kannst du deinen bierdurstigen Partner erpresserisch manipulieren (»Du bist doch eh nie da, schon wieder gehst du weg, sag doch, wenn du nicht gern bei mir bist!«) oder ihm sagen, was du fühlst, aber die Verantwortung voll und ganz bei dir lassen und ihm einen schönen Abend wünschen. Sage seinem inneren Kind unbedingt, dass es nicht mit Liebesentzug bestraft wird, dass alles gut ist und dass du dich gut um dich selbst kümmerst. Sonst geht er zwar, aber sein inneres Kind bleibt grollend da, und dann hat keiner etwas davon. Und dann tue, was du versprochen hast – kümmere dich gut um dich! Dazu gehört auch, die Einsamkeit zu fühlen, von mir aus auch den Groll, aber dann tue bitte etwas,

was dich nährt. Hast du tatsächlich das Gefühl, dein Partner flüchtet, kann gar nicht schnell genug die Wohnung verlassen, dann sprich es bitte an, aber nicht auf diese vorwurfsvolle Art, sondern sage ihm, was dich verletzt, und findet gemeinsam eine Lösung.

Bist du der flüchtende Partner, dann übernimm die Verantwortung dafür, und kommuniziere, was du brauchst und was du fühlst, gehe nicht einfach. Gib deiner Frau eine Chance, dich zu verstehen, damit sie mit der Situation umgehen kann. Wenn du dich so unwohl zu Hause fühlst, dann finde heraus, warum das so ist, und ändert es gemeinsam. Ich weiß, das klingt so einfach. Ist es auch. Wenn das nicht geht, dann sucht euch Hilfe. Ohne beiderseitige Aufrichtigkeit und die Bereitschaft, sich berühren zu lassen und sich mit dem zu zeigen, was ist, funktioniert eine Beziehung nun einmal nicht.

Die zweite Möglichkeit, warum der Partner nicht bereut, ist diese: Er oder sie schämt sich so sehr, dass er nicht in der Lage ist, sein Unrecht anzuerkennen. Trotzig besteht er oder sie darauf, recht zu haben. Die Angst des inneren Kindes, nicht zu bekommen, was es braucht, nachgeben zu müssen und wieder nicht versorgt zu sein, ist so groß, dass die Schmerzvermeidung als Trotz und Widerstand daherkommt. Auch eine bekannte Variante: Der Partner gibt durchaus zu, dass er dir unrecht getan hat, aber mit dieser komischen Opferhaltung: »Ja, ich weiß, ich hab dich schon wieder verletzt, es tut mir leid, ich bin halt so, ich mach anscheinend alles falsch.«

Nun kannst du ihn trösten, herzlichen Dank auch. Das hat nichts, gar nichts mit echter Reue zu tun, sondern ist schlicht ein Trick, von der eigenen Verantwortung abzulenken. »Dann hör doch auf damit«, möchte man sagen, aber natürlich rutschst du auf der Stelle in die tröstende Mutter oder den schützenden Vater und nimmst dein inneres Kind und deinen eigenen Schmerz zurück. Der Schmerz des anderen scheint größer als deiner, und sooo schlimm war es ja nicht.

Bereut der andere nicht, dann ist er schlicht nicht offen an der Stelle, an der deine Vergebung echten Frieden bringen würde, und deshalb bewirkt sie nichts. Noch einmal: Warum nicht? Weil Vergebung eine Energie ist, die einen Empfänger braucht, die eine Wechselwirkung erzeugen muss. Das ist einfach eine Erfahrung. Kennst du dich mit systemischem Aufstellen aus, dann überprüfe es für dich. Sicher aber kennst du dieses Gefühl:

> Du willst vergeben, doch irgendwie geht es dir nicht besser, und du glaubst, du hast noch nicht genug *vergeben*. Jetzt kannst du dich gleich doppelt schlecht fühlen, denn du bist nicht nur *verletzt* worden, sondern bist auch nicht erleuchtet genug, um zu vergeben. Nun, daran liegt es meistens nicht, sondern daran, dass Vergebung nur zu zweit *funktioniert*.

Was aber kannst du für dein inneres Kind und für dich tun, wenn Vergebung nicht funktioniert? Was ist eigentlich der Sinn von Vergebung, was erhoffen wir uns? Wozu dient Vergebung? Wir wollen endlich inneren Frieden spüren. Und weil das so ist, können wir auch gleich bereit werden, mit dem in Frieden zu kommen, was ist. Statt uns mit Vergebung abzumühen, die ohne Reue keine Wirkung hat, weil sie eine gegenseitige Wechselwirkung braucht, können wir unsere Seele, unsere Psyche, uns selbst oder auch einen wie auch immer für dich gearteten Gott darum bitten, die Kraft und Bereitschaft zu erlangen, mit dem, was ist, in Frieden zu kommen.

Übung

Frieden atmen

Stelle dir bitte die Situation vor, in der du dem anderen so gerne vergeben möchtest. Erlaube dir, zu erkennen, wo und auf welche Weise du deine Gefühle im Körper erlebst. Was geschieht mit der Atmung? Verspannt sich der Nacken, der Rücken? Ballst du die Fäuste, drückst du deine Fingernägel in die Handflächen? Krallst du die Zehen, verzieht sich das Gesicht, verspannt der Kiefer? Atmest du flacher, verkrampft sich dein Bauch? Nimm wahr, auf welche Weise dein Körper reagiert, und dann, ohne zu analysieren, was woher kommt, bitte darum, dass dir ein Friedenssymbol einfällt. Denke nicht darüber nach, nimm das, was dir zuerst in den Sinn kommt, selbst wenn dir das Symbol merkwürdig erscheint. Für dein inneres Kind ergibt es durchaus Sinn. Und dann atme dieses Symbol des Friedens in den entsprechenden Körperteil. Stelle dir Frieden als Farbe vor, rufe eine weiße Taube oder die Engel des Friedens – was immer dir nützlich erscheint, atme dieses Symbol in deinen Körper, dahin, wo der Schmerz und der Kummer gerade wirken. Wann immer du an einen Schmerz erinnert wirst, egal, ob er dir persönlich zugestoßen ist oder ob du Zeuge warst – atme Frieden. Wann immer dir Scham die Kehle zuschnürt, atme Frieden. Wann immer Wut dafür sorgt, dass du deine Fäuste ballst, atme Frieden. Frieden zu atmen ist kein Ersatz dafür, in die Handlung zu kommen und zu ändern, was zu ändern ist. Aber es ist ein gutes Werkzeug dafür, wieder in deine Mitte zu kommen. Du übernimmst die Verantwortung für dich und bist wieder im Stirnlappen (du erinnerst dich, Bewusstsein, kreative Lösungen, der oder die Erwachsene) angekommen.

Der Platz des »Himmlischen Friedens«

Übung

Erschaffe dir zu Hause einen Platz des inneren Friedens. Lege dir einen kleinen Teppich an eine geschützte Stelle, gestalte dir einen Platz im Garten. Schmücke diesen Platz mit allem, was für dich Frieden ausstrahlt. Immer wenn du grollst, wenn du verletzt und wütend bist, stelle dich auf diesen Platz des Friedens, und sage dir selbst: »Ich bin bereit, mit diesem Thema in Frieden zu kommen.«

Geht das nicht, dann sage: »Ich bitte um die Bereitschaft, mit diesem Thema in Frieden zu kommen.« Das heißt nicht, dass du jemals erlauben wirst, wieder verletzt zu werden! Du hältst ganz sicher nicht die andere Wange hin. Aber du erlaubst auch nicht, dass dich dieses Thema wieder und wieder aufwühlt, sondern wirst bereit, an dieser Stelle dem Leben zu erlauben, weiterzufließen. Damit nimmst du dir natürlich eine wichtige Schutzfunktion: Du kannst dich nicht mehr hinter der Verletzung, deinem Groll und Schmerz verstecken. Aber das willst du ja auch gar nicht.
Erlösen wir uns zunächst selbst aus den Traumen, damit wir nicht Rache nehmen müssen für die Verletzungen, an die unser Partner uns lediglich erinnert.

Die Erlösung des inneren Kindes

Übung

Schließe dazu bitte die Augen, nachdem du den Text gelesen hast, und begegne dir selbst auf einer inneren Reise. Stelle dir vor, du durchschreitest ein Tor, das gerade jetzt vor deinem inneren Auge entsteht. Hinter diesem Tor findest du dich in einer zauberhaften Landschaft wieder, einer Landschaft, in der du ausruhen und aufatmen kannst, in der du mit dir selbst gut in Kontakt bist. Mache dir bewusst, dass du vor einer großen Schwelle stehst, und sammle Kräfte in dieser Landschaft. Bitte die Natur, dir genau die Energien zu geben, die du jetzt brauchst, und wenn du magst und damit vertraut bist, dann bitte auch dein Krafttier zu dir. Nun entscheide, dass du bereit bist, dich einer schwierigen Situation zu stellen. In einiger Entfernung nimmst du jetzt dein inneres Kind wahr. Du gehst auf das Kind zu und begrüßt es, sagst ihm, dass du gekommen bist, um für es da zu sein. Nimm wahr, wie das Kind reagiert, und nimm es in den Arm, wenn es das erlaubt. Frage dein inneres Kind, ob es bereit ist, dir zu zeigen, auf welche Weise es in deiner Beziehung verletzt wurde. Erlaube deinem inneren Kind, dich nun zurückzuführen, und bitte es, dir die Situation zu zeigen, in der es verletzt wurde. Sei voll und ganz bereit, dir anzuschauen, auf welche Weise sich dein inneres Kind verletzt fühlt, es nimmt die Dinge vollkommen anders wahr als der Erwachsene, der du bist. Bitte es also, dir eine Situation, eine Erinnerung zu zeigen, die ein Trauma ausgelöst hat oder die noch nicht verarbeitet ist. Sei vollkommen offen für das, was dir dein inneres Kind nun zeigen will. Vielleicht hast du die Situation schon tausend Mal angeschaut oder noch nie, weil sie dir so unwichtig vorkam. Lass deinem inneren Kind Raum, dir zu zeigen, was es dir zeigen will, und erlaube, dass die Erinnerungen als Bilder, als Gefühle, als klare Gedanken in dir aufsteigen. Du nimmst dich nun selbst als Kind wahr. Wie geht es diesem Kind, das du bist und warst? Mache dir klar, es gibt auf der emotionalen Ebene keine Zeit. Das, was du als Kind damals gefühlt hast, fühlt dein inneres Kind noch heute. Schaue dir die Situation genau an, und sei

bereit, den Schmerz oder die Wut, die Enttäuschung, eben das zu fühlen, was dein inneres Kind fühlt.
Und nun kommt der alles verändernde Schlüssel: Gehe jetzt bitte als der Erwachsene, der du heute, jetzt bist, mit in diese Situation hinein. Du bist nun zweimal da, als Kind und als Erwachsener. Rette dein inneres Kind, tue das, was damals niemand getan hat, stehe dem Kind bedingungslos zur Seite, sei sein Verbündeter. Egal, wie es deinen Eltern oder den anderen Beteiligten geht, in dieser Situation und auf dieser Ebene braucht dich dein inneres Kind als zuverlässigen Verbündeten. Sage ihm: »Ich sehe dich, ich höre dich, und ich nehme dich wahr. Ich bin auf deiner Seite, ich bin bei dir, und ich halte zu dir.« Handle, wie du handeln würdest, sähest du ein Kind, das du sehr liebst, in dieser Situation. Hole es aus der Situation heraus, nimm es mit, und sage demjenigen, der dem Kind gegenüber unachtsam oder gar bewusst verletzend war: »Ich werde nie wieder erlauben, dass du dieses Kind verletzt, ich nehme es jetzt in meine Obhut, es gehört jetzt zu mir.« Nimm es mit, führe es aus dem Raum und aus der Situation heraus. Wenn du magst, bringe es in den Zaubergarten, dort ist es behütet und beschützt und bekommt, was es braucht. Hast du noch ein wenig Zeit, dann halte das Kind im Arm, wiege es, tröste es, und sei einfach mit ihm zusammen. Komme dann zurück.

Du darfst bei dieser inneren Reise kreativ sein. Es kann sein, dass du dich einmal selbst als Neugeborenes direkt aus dem Schoß deiner Mutter in Empfang nimmst, in der nächsten Reise bist du vielleicht ein Teenager. Das Wichtigste ist, dass du als Erwachsener mit in die Situation hineingehst und das innere Kind beschützt, es hältst und ihm damit die Gelegenheit gibst, in der schwierigen Situation von damals eine neue emotionale Erfahrung zu machen. Du erinnerst dich, die Amygdala lernt nur über Gefühle. Wenn du eine traumatische Situation wiederholst und veränderst, also die Schmerzvermeidung überwindest und positive emotionale Erfahrungen in dieser Situation machst, dann ordnet die Amygdala diese Situation nach ein paar Wiederholungen neu ein, die Tretminen werden entschärft, und die knallrote Signalleuchte verschwindet. Irgendwann ist es nur noch eine Erfahrung, aber kein Trauma mehr.

Was aber, wenn du dich selbst verletzt hast, wenn du selbst dafür verantwortlich bist, dass dein Leben eher dahinplätschert, wenn du selbst durch deine Angst oder – nennen wir es beim Namen – Feigheit wichtige Chancen verpasst hast? Das gibt es nun einmal, und das sind zumeist die Versäumnisse, die wir auf dem Sterbebett am tiefsten bereuen. Wie wäre es, wenn wir gleich mit dem Bereuen und dem Vergeben anfangen, nicht erst, wenn es zu spät ist?

Übung

Sich selbst vergeben

Schließe die Augen. Und jetzt erlaube deinem inneren Kind, dir eine Situation zu zeigen, in der du dich selbst im Stich gelassen, dich selbst verraten hast. Ja, das tut weh, aber nur wenn du dir ins Gesicht schaust, kannst du genesen. Nimm dich wahr, wie du dich selbst verrätst, fühle, was du fühlst. Sieh, wie sich dein inneres Kind abwendet. Und dann gehe als die oder der Erwachsene, der du jetzt bist, in die Situation hinein. Gehe zuerst zu dem kleinen inneren Kind. Nimm es in den Arm, sage ihm: »Ich sehe dich, ich höre dich, und du bist mir wichtig, ich bin auf deiner Seite.« Gehe dann zu der älteren Version von dir, dem Anteil, der sich selbst damals verraten hat, und sieh ihn in seiner Not. Sage ihm: »Ich sehe dich, und ich erkenne dich. Ich erlaube dir nie wieder, das innere Kind zu verraten, wenn du aber selbst Heilung und Hilfe brauchst, dann komme jetzt mit uns.« Nun schaue, was geschieht.

Es kann sein, dass dieser Anteil sehr trotzig und abgespalten ist, dann lass ihn zunächst sein, wie er ist, und nimm nur dein inneres Kind mit in den Zaubergarten. Vielleicht aber löst sich auch die Verhärtung im verratenden Anteil auf, und er wird bereit, um Hilfe zu bitten. Dann nimm auch ihn in den Arm, das bist ja alles du selbst. Nimm dich in den Arm, halte dich, damit der verratende Anteil in dir bereuen kann. Reue ist nichts anderes als die Trauer darüber, nicht dem Herzen gefolgt zu sein, und diese Trauer ist sehr wichtig für deine Genesung. Wenn du dir selbst Unrecht zugefügt hast, bereue es, trauere darüber. Vielleicht ist der verletzende Anteil nun in der Lage, das innere Kind um Vergebung zu bitten. Lass dir selbst Raum, damit geschehen kann, was geschehen will. Bitte dich selbst um Vergebung für deinen Verrat an dir, und dann vergib dir, lass los. Oftmals scheitern wir an der Selbstvergebung, das liegt meistens daran, dass wir nicht ernsthaft bereuen, was wir uns selbst zugemutet haben, und uns dem Schmerz nicht stellen.

Das Wichtigste ist, dass du als der heutige Erwachsene Zeuge bist, dass du dem inneren Kind sagst: »Ich sehe dich, ich bin bei dir, und du bist nicht allein.« Damit löst sich das Trauma, denn nun erlebst du Unterstützung und Trost. Die Amygdala ordnet den traumatischen Verrat von damals neu ein. Du kannst noch einen Schritt weitergehen, wenn du willst.

Gehe noch einmal zurück in die Situation, in der du dich damals selbst verraten hast. Spule zurück, und drehe den Film neu. Gehe in die gleiche Situation, und spiele sie noch einmal durch, aber diesmal sagst du deine Wahrheit und handelst auch entsprechend. Halte die Angst aus, überwinde deine Feigheit, stehe zu dir, und nimm die Konsequenzen in Kauf. Damit machst du eine echte neue Erfahrung, und die Amygdala bekommt einen neuen, positiven emotionalen Impuls. Es kann sein, dass du spürst, du musst in dieser Situation bleiben, weil es etwas zu lernen oder zu verstehen gibt, auch wenn sie sich für das innere Kind katastrophal anfühlt. Manches kann man auch einfach nicht ändern, zumindest nicht zu jeder Zeit. Ein bestimmter Anteil braucht und will diese Erfahrung oder muss einfach für eine Weile funktionieren, zum Beispiel, wenn in der Familie Not am Mann ist. Dann nimm nur das innere Kind heraus.

Ich erinnere mich, während ich das schreibe, an ein Beispiel dafür. Ich habe im Jahr 2001 in einem Tantra-Kurs einen Mann kennengelernt, in den ich mich ohne Umschweife verliebt habe – man könnte es auch »süchtig verstrickt« nennen. Das wusste ich damals aber nicht. Für mein inneres Kind war diese Situation katastrophal, denn er spielte dieses Tantra-Spiel mit mir, ritualisierte Nähe: ja, Beziehung: nein, tantrischer Körperkontakt: ja, Liebe: nein.

Ich besuchte ihn eines Tages bei sich zu Hause, er wohnte auf einem Hügel in einem Schloss, tatsächlich. Das Schloss war zu Wohnungen umgebaut worden, und meine innere Märchenprinzessin war überwältigt. Ehrlich gesagt ist sie fast durchgedreht und hat sich überall nach diesem weißen Ross umgeschaut. Irgendwo musste es doch stehen! Wenn du einen spirituellen Weg gehst, bist du bereit, in allem, was dich berührt, den ultimativen Seelenpartner zu vermuten. Meine innere Märchenprinzessin konnte nicht erkennen, ob ihr das alles überhaupt guttat, es interessierte sie auch nicht. Einem Teil in mir tat es tatsächlich gut, Dornröschen erwachte. Mein inneres Kind allerdings schrie vor Angst, verlassen zu werden, und zwar zu Recht. Denn keine drei Wochen später legte er sich eine andere in sein Bett. Das schickte mich durch tiefste Prozesse, ich musste da durch, ich las *Wenn Frauen zu sehr lieben* und erlebte eine tiefe innere Wandlung, aber ich wimmerte auch fast ein halbes Jahr lang beinahe täglich vor Schmerz und war unausstehlich. In jeder Kirche zündete ich für mich die dickste Kerze an, die ich auftreiben konnte, es war wirklich eine krasse Zeit.

Wenn ich in diese Situation zurückgehe, dann sehe ich meine innere Märchenprinzessin und das innere Kind. Die Märchenprinzessin muss da durch, um zu erwachen und um zur Frau zu werden, das Kind nicht. So gehe ich als die Frau von heute in die Situation hinein, nehme die Prinzessin in den Arm und sage ihr, dass ich für sie da bin, sie halte und dass alles gut wird – lasse sie aber, wo sie ist. Das innere Kind nehme ich mit mir, es braucht nicht verletzt zu werden, es hat nichts mit dieser Angelegenheit zu tun. Ich bringe es in den Zaubergarten und außer Sichtweite. Manches müssen wir einfach durchstehen. Aber nicht jeder Anteil in uns muss mitmachen.

Jetzt möchte ich euch zu einer sehr emotionalen und auch schwierigen Übung einladen, aber ich bin sehr sicher, ihr schafft das.

Vierter Schlüssel

Übung

Schreibt bitte, jeder für sich und unabhängig voneinander, je zwei Listen.
Eine mit den Situationen, die du selbst bereust und für die du deinen Partner um Vergebung bitten möchtest, und eine mit den Situationen, in denen du verletzt warst, den Situationen, für die du gern um Vergebung gebeten werden würdest – oder in der zumindest dein Schmerz anerkannt werden will. Manchmal braucht es keine Vergebung, aber eine Anerkennung des Schmerzes und tiefes Mitgefühl dafür.
Doch halt. Sei bitte sehr achtsam mit dem, wofür du um Vergebung bitten willst. Natürlich gibt es in einer Partnerschaft ein »wissendes Feld«, das wir zum Beispiel im systemischen Aufstellen abfragen. Dein Partner weiß also auf einer Ebene, wenn du ihn zum Beispiel betrogen hast oder ab und zu von einer anderen träumst. Aber muss er das auch ganz ausdrücklich und bewusst wissen? Nicht unbedingt. Sogar in den zwölf Schritten, die die Anonymen Alkoholiker für sich entwickelt haben und die klarste und manchmal sehr schmerzliche Aufrichtigkeit fordern, gibt es den Zusatz im neunten Schritt: Mache nur dann alles wieder gut, wenn du da-

durch nicht neuen Schaden anrichtest. (Anonyme Alkoholiker, 9. Schritt: Wir machten bei diesen Menschen alles wieder gut – wo immer es möglich war –, es sei denn, wir hätten dadurch sie oder andere verletzt.)
Sei bitte ganz ehrlich. »Was der andere nicht weiß, macht ihn nicht heiß« stimmt nicht. Ihr habt ein gemeinsames Energiefeld, es macht ihn »heiß«, denn etwas in ihm weiß es. Das sieht man immer wieder beim Familienstellen. Das Energiefeld, das ihr gemeinsam erschafft, weiß es, so, wie ein Atom auch weiß, ob da draußen ein einzelnes, das innere Gleichgewicht des Atoms veränderndes Ion kreist oder nicht. Du bist verantwortlich für alles, was du tust oder auch lässt, egal, ob es der andere weiß oder nicht. Und so schreibe es bitte auf deine eigene geheime Liste. Zumindest gedanklich.
Wenn du dein schlechtes Gewissen erleichtern willst, gehe beichten, rede mit deinem Therapeuten, mit einer Freundin, aber nicht unbedingt mit deinem Partner. Ich wundere mich selbst darüber, dass ich das schreibe, ich bin sehr für unbedingte Aufrichtigkeit in Beziehungen, aber nicht zehn Jahre später. Wenn du den Moment der Aufrichtigkeit verpasst hast, dann richtest du eventuell Schaden an, der gar nicht nötig ist. Wenn du also deinen Partner vor langer Zeit heimlich verletzt oder betrogen hast, wenn du spürst, dass dieses Geständnis nur noch mehr Verletzungen hervorrufen würde, dann bitte ihn auf höherer Ebene um Vergebung. Frage auf höherer Ebene, wie eine Wiedergutmachung aussehen könnte, und leiste sie. Gehe zurück in die Situation, stelle sie dir

noch einmal vor, und handle anders. Verändere das Bild, damit löschst du auf emotionaler Ebene die Auswirkungen. Wenn du nicht anders handeln konntest, gehe als die Person, die du heute bist, mit hinein. Nimm deinen Partner von damals in den Arm, und sage ihm oder ihr, dass du um Vergebung bittest, dass du bei ihr oder ihm bleibst und dass du sie oder ihn von Herzen liebst. So, wie das wissende Feld die Verletzung erkennt, so erkennt es auch die Reue und die Bitte um Vergebung, und deshalb kommt es ins Gleichgewicht.
Der Unterschied zwischen Verdrängung und stiller Bitte um Vergebung und innerer Wiedergutmachung ist immens. Denn nun kann sich dein Partner entspannen, seine Amygdala, die die Gefahr damals selbstverständlich erkannt hatte (eine Amygdala, die auf sich hält, spürt die Veränderungen im Energiefeld, sie braucht keine Beweise) und bis heute nicht befriedet ist, hört auf, Stresssignale zu senden, und die Dinge lösen sich, auch wenn sie nicht ausdrücklich ausgesprochen wurden. Es liegt in deiner Verantwortung, zu entscheiden, wofür du deinen Partner in aller Liebe und Aufrichtigkeit offen um Vergebung bittest und in welchen Bereichen du es nur geistig tust. Aber TUE es.

Lasst euch dazu bitte ein paar Tage Zeit. Redet nicht darüber. Vielleicht verbringt ihr sogar ein bisschen Zeit getrennt voneinander, damit ihr frei werdet, genau hinzuschauen und ehrlich zu sein. Seid wirklich aufrichtig, auch und gerade euch selbst gegenüber.

Schreibe nichts auf die Liste, für das der andere nichts kann, selbst wenn du dich verletzt gefühlt hast. Dein inneres Kind mit seinen Verletzungen hat hier nichts zu suchen, denn dafür bist du verantwortlich, außer dein Partner hat es bewusst ignoriert und verletzt.

Bevor ihr euch trennt, um die Listen zu schreiben, verabredet einen Zeitpunkt, an dem ihr euch wieder trefft.

Und nun gehe einen Schritt weiter: Schreibe diese Listen bitte auch für dich selbst. Was bereust du, bei welchen Punkten möchtest du dich gern selbst um Vergebung bitten? Und wofür würdest du gern von dir selbst um Vergebung gebeten werden? Auf dieser Liste sind die Themen des inneren Kindes gut aufgehoben.

Zum verabredeten Zeitpunkt trefft ihr euch – nun liegt es an euch. Entweder ihr setzt euch zusammen und lest euch gegenseitig die Listen vor, die den anderen betreffen. Oder aber, und das ist es, was ich euch ans Herz lege, ihr tauscht diese Listen zunächst aus, ich würde sie sogar in einen Umschlag stecken, und gebt euch Zeit, euch mit der Liste des Partners auseinanderzusetzen. Wenn ihr gleich reagieren müsst, dann kann es sein, dass ihr abwehrt, denn natürlich fühlt ihr euch beschämt, selbst wenn es gar nicht so gemeint ist. Letztlich macht ihr euch gegenseitig Vorwürfe, das wollen wir nicht verschleiern. Ihr sagt euch, wo ihr euch verletzt habt. Und ihr zeigt euch gegenseitig die Punkte, an denen ihr selbst lieblos wart, auch das tut weh. Wenn ihr es euch zutraut, dann bleibt beieinander, während ihr die Listen lest. Es kann aber auch sinnvoll sein, nach der Übergabe einen weiteren Termin zu vereinbaren, an dem ihr darüber redet. Trefft ihr euch, um darüber zu reden, dann seid bitte sehr achtsam miteinander. Geht Punkt für Punkt die erste Liste durch, zeigt euch euren Schmerz, und bittet bewusst für all das um Vergebung, was vergeben werden will. Der wichtigste Satz, den ihr euch bitte nach jedem Punkt gegenseitig sagt, ist:

»Ich sehe deinen Schmerz, und du hast mein volles Mitgefühl.«

Stimmt es, siehst du wirklich den Schmerz? Oder wehrst du ab, weil du dich schämst? Darf ich einmal ganz deutlich werden? Du hast kein Recht dazu, die Gefühle eines anderen abzuwerten, nur weil du sie anders wahrnehmen würdest. Wenn du dich schämst, dann sage das. Sage, dass du dich an dieser Stelle nicht öffnen kannst. Denn dann darf dir der andere sagen: »Und ich sehe auch deinen Schmerz, und du hast nun mein volles Mitgefühl.« Wenn ihr euch diesen Satz nicht aus vollem Herzen gegenseitig sagen könnt, zu all den Themen, bei denen ihr euch gegenseitig verletzt, bewusst oder unbewusst, mit Absicht oder nicht, dann reicht die Vergebung nicht bis in die Tiefe. Vergebung braucht zwei Voraussetzungen: Dein Schmerz muss gesehen werden, in all seiner Heftigkeit, und es braucht die Reue. Beide Punkte sind nicht verhandelbar.

Gibt es Punkte, die du nicht bereust, obwohl sich dein Partner eine Entschuldigung wünscht, so frage noch einmal ausdrücklich, worin die Verletzung bestand, ohne sie abzuwerten oder die Verletzung zu beschönigen. Gibt es nichts zu bereuen, dann sage ihm dennoch: »Ich sehe deinen Schmerz, und du hast mein volles Mitgefühl.« Manchmal will einfach nur der Schmerz gesehen werden, auch wenn es nichts zu bereuen oder zu vergeben gibt. Und vielleicht war es das auch, was dein Partner meinte.

Gewähre für die zweite Liste auch dann Vergebung, wenn es in deinen Augen gar nichts zu vergeben gibt. Gefühlte Schuld mit sich herumzuschleppen, auch wenn sie nur in den eigenen Augen existiert, ist immer schwer, und ihr könnt euch gegenseitig davon erlösen. Wenn dich dein Partner also um etwas für Vergebung bittet, das du gar nicht als schlimm empfunden hast, so sage ihm dennoch »Ich vergebe dir«, damit er Seelenfrieden findet.

Für die Listen, die du dir selbst geschrieben hast, nutze bitte die innere Reise »Sich selbst vergeben« (S. 133 ff.), die ich dir weiter oben angeboten habe. Diese Übung dürft ihr ruhig immer wieder machen, damit sich zwischen euch weder Schmerz noch Scham noch Schuld ansammeln. Sich gegenseitig um Vergebung zu bitten, auch für Kleinigkeiten, auch für die Gefühle, die ihr euch gegenseitig verursacht, sorgt dafür, dass sich die Dinge zwischen euch immer wieder sofort klären. Sich gegenseitig um Vergebung zu bitten für das, was ihr beim anderen verursacht, geht aber wirklich nur dann, wenn ihr euch auf gar keinen Fall gegenseitig dafür verantwortlich macht. Verstehst du? Die Bitte um Vergebung muss total freiwillig kommen, aus echter Reue geboren sein. Der kleinste Hauch von unangemessener Schuldzuweisung sorgt dafür, dass sich der andere zu Recht verschließt, denn du ziehst dadurch Energie vom ihm ab.

»Nein«, sagst du jetzt womöglich und knirschst ein bisschen mit den Zähnen, »ich steig hier aus. Ich entschuldige mich sowieso schon für jeden Mist, hör mir auf damit.«

Das verstehe ich sehr gut. Hier geht es nicht darum, für alles die Verantwortung zu übernehmen, ganz sicher nicht. Gerade weil du lernst, sorgsam zu unterscheiden, wofür du zuständig bist und wofür nicht, kannst du liebevoller und achtsamer werden. Du fühlst dich nicht mehr diffus schuldig und irgendwie sowieso zu viel und ständig störend, wenn dein inneres Kind durch dich gut versorgt ist. Gerade weil du anwesend und bei dir bist, hast du die Freiheit, dir anzuschauen, was durch dich geschieht. Deine Bitte um Entschuldigung zeigt dem anderen: »Ich sehe dich. Ich erkenne an, dass du durch mich manchmal auch unangenehm berührt wirst, und ich danke dir dafür, dass du mir das erlaubst. Ich danke dir dafür, dass ich dir diese Gefühle zumuten darf, dass du mit mir zusammen sein willst.«

Bitte hebt die Listen auf, im sechsten Schritt brauchen wir sie noch einmal. Danach könnt ihr sie gern in einem Ritual verbrennen oder damit tun, was immer ihr tun wollt.

Die Werkzeuge des vierten Tores

- Du wirst bereit, zu bereuen, was du dem anderen durch dein verletztes inneres Kind zugemutet hast.

- Du erkennst deinen eigenen Schmerz und den des Partners als gleichwertig und gleichberechtigt an.

- Du erkennst, dass echte Vergebung zunächst Reue braucht und dass der Schmerz gesehen werden muss, bevor echte Vergebung stattfinden kann. So bist du bereit, deinen Schmerz wahrhaft zu fühlen und auch den des anderen zu sehen.

- Ihr schreibt Listen, in denen ihr eingesteht, welcher Schmerz gesehen werden will, was ihr bereut, wofür ihr um Vergebung bitten möchtet und wofür ihr um Vergebung gebeten werden wollt – durch den Partner, aber auch und erst recht durch euch.

- Ihr vergebt euch selbst und dem anderen, soweit das heute möglich ist. Ist es nicht möglich, zum Beispiel, weil der andere nicht bereut, wirst du bereit, in Frieden mit dem zu kommen, was geschehen ist.

Das fünfte Tor:
Klare Vereinbarungen treffen
Der dunkle Drache:
Verantwortungslosigkeit

Weil ich dich liebe, treffe ich klare Absprachen mit dir, damit sich unsere Liebe in Sicherheit entfalten kann.

Nun ist es an der Zeit, Klartext zu reden und dem anderen eindeutig zu sagen, was du dir von deiner Beziehung und eurem Umgang miteinander wünschst – also die volle Verantwortung für das, was du verwirklichen möchtest, zu übernehmen. Ihr habt, bildlich gesprochen, die Steine von dem Acker eure Beziehung aufgelesen und entsorgt, ihr habt gepflügt und geeggt. Nun dürft ihr pflanzen, und dazu gehört eine gemeinsame Entscheidung, welche Früchte ihr anbauen wollt, denn es ist der Acker eurer Beziehung, euer gemeinsamer Grund und Boden. Möglicherweise habt ihr das noch nie getan, oder die Dinge haben sich verändert, und du brauchst eine neue Vereinbarung. Höre genau zu, welche Vereinbarungen dein Partner selbst gern treffen möchte, und prüfe, ob sie für dich passend sind. Ihr seid vollkommen frei, das zu tun, was ihr wollt, aber der Raum der Beziehung braucht Verbindlichkeit, Übereinstimmung. Wie eure Vereinbarungen aussehen, geht niemand anderen etwas an, sie müssen aber zueinander passen, ausgesprochen und von beiden Seiten bestätigt werden – oder eben nicht.

Dieses Tor lädt euch ein, zu überprüfen, ob ihr eigentlich wisst, in welcher Art von Beziehung ihr beide euch befindet und ob ihr das gleiche miteinander und voneinander wollt. Wenn nicht, findet Lösungen, indem ihr ganz klar und aufrichtig miteinander redet. Dieses Tor fordert euch auf, eindeutige Verträge miteinander zu schließen. Und auch wenn das unromantisch klingt, so ist Unklarheit auf die Dauer sehr zermürbend und mit Sicherheit noch viel unromantischer, weil die Enttäuschung auf dem Fuß folgt. Ihr könnt euch nur dann sicher fühlen und eure Liebe blühen lassen, wenn ihr wisst, worauf ihr bauen könnt. Oder eben auch nicht. Aber dann kann jeder von euch eine eindeutige Wahl treffen. Heißt das nun, ihr sollt eure Leben reglementieren? Geht nicht die Spontanität verloren, wenn ihr Verträge miteinander schließt? Im Gegenteil. Tut ihr das nicht, dann lauft ihr wie auf Eiern um euch herum, seid nie sicher, welche Grenze ihr gleich gezeigt bekommt, und wisst gar nicht, was zwischen euch eigentlich alles möglich wäre.

Letztes Wochenende habe ich ein intensives und anstrengendes Seminar gegeben. Ich kam samstags nach Hause, freute mich auf einen ruhigen Abend, an dem ich nicht zu kochen brauchte, denn mein Partner gab an diesem Abend eine Schwitzhütte und war nicht da. (Ich muss nicht kochen, das kann er selbst, ich mache es aber gern – nur nicht an diesem Abend.) Manchmal bin ich nach einem Seminar froh, wenn ich allein bin, nicht reden muss und auch nichts höre. Ich kam also heim, er war schon da. »Ich hab mir den Rücken beim Heben verrissen«, sagte er, »und musste deshalb die Schwitzhütte absagen.« Also war statt Ruhe Einrenken, Massieren, Pflegen angesagt. Natürlich hätte ich das nicht machen müssen, aber ich bin nun einmal Physiotherapeutin, natürlich schaue ich, was ich tun kann. Das alles war nicht schwierig. Schwierig war, dass wegen des Rückens nun die Schwitzhütte ausfallen musste und damit natürlich auch die Einnahmen fehlten. Er hatte etwas aus dem Auto heben wollen, es hatte sich verhakt, also war er wütend geworden und hatte daran gerissen – und sich den Rücken gezerrt. Nichts Besonderes, das kann passieren. Aber weil ich sowieso schon ziemlich ausgepowert war, weil ich gerade mit der Existenzangst einiger Menschen in meinem familiären Umfeld konfrontiert wurde und weil ich einfach einmal Ruhe gebrauchen konnte, war ich innerlich ziemlich verzweifelt. Warum kann ich nicht EINMAL meine Ruhe haben, jammerte es in mir, aber da war auch etwas Tieferes. Ich spürte, ich brauche Ruhe, das stand nicht mehr zur Verhandlung, denn ich weiß, wie es sich anfühlt, an einem Burn-out entlangzuschrammen. Die Angst meines Partners, sich den Rücken verletzt zu haben, nicht mehr arbeiten zu können, meine tiefe Sorge, dass ich dann viel mehr finanzielle Verantwortung übernehmen müsste, als ich tragen konnte, mein Ärger darüber, dass er sich aus Wut und Unachtsamkeit sich selbst gegenüber verletzt hatte, all das ballte sich in mir zusammen, und ich begann, innerlich aus der Beziehung auszusteigen. Das mache ich immer, wenn ich keine Lösung finde, das ist zwar nicht besonders sinnvoll, aber nun ja.

Auf dem Weg zum Seminar am Sonntagmorgen haderte ich damit, dass ich die Angst der anderen so deutlich spürte und mich nicht abgrenzen konnte, sofort nach Lösungen suchte, Verantwortung übernahm, mittrug. Ich dachte, wie co-abhängig kann man denn noch sein, ich bin einfach nicht in der Lage, enge Beziehungen zu führen. Ich bat meine Seelenkräfte um Hilfe. Ich sagte den Satz: »Ich gebe das Bedürfnis auf, unter den Ängsten anderer zu leiden.« Und auf einmal wurde mir klar: Immer dann, wenn du jemandem nahe bist, bist du auch seiner Existenzangst nahe, denn jeder hat diese Ängste. Du kannst nicht beides haben: echte Nähe und innerlichen Abstand, wenn es um die Ängste des Partners geht. Die Frage ist aber, wie gehst du damit um, was tust du, wie ist deine innere Haltung dazu? Und hier greifen die Verabredungen, die Verträge. Denn es ist ein immenser Unterschied, ob ich weiß, dass der Mann an meiner Seite die Verantwortung für sich und seine Angelegenheiten voll und ganz trägt oder ob er mir die Verantwortung unterschwellig zuschiebt. Wir haben die klare, eindeutige Verabredung, dass mich mein Partner um Hilfe bittet, wenn er sie braucht, und dass ich nicht ungefragt Verantwortung übernehme, schon gar keine finanzielle. Dazu gehört auch, mir keine Lösungen auszudenken, nicht schon wieder zu planen und die Dinge anzupacken. Das auszuhalten ist meine Angelegenheit, ich neige dazu, mich zu kümmern, auch dann, wenn mich der andere gar nicht darum bittet. Ich neige also dazu, in die treu sorgende und auch ein wenig kontrollierende Mutterrolle zu rutschen, wenn ich das innere Kind oder die Angst des anderen spüre. Das ist aber nicht verabredet und nicht angemessen. Die Frau in mir traut ihm zu, dass er sich selbst um seine Angelegenheiten kümmert, und sie traut ihm vor allem zu, dass er sich überwindet und mich um Hilfe bittet, wenn er mich braucht.

Wie also ist meine innere Haltung, wenn ich seine Existenzangst spüre, die natürlich auf der Stelle in Resonanz mit meiner eigenen geht? Ich kümmere mich um mich selbst. Ich verneige mich innerlich vor ihm, ich sage ihm, dass ich seine Angst und seinen Schmerz sehe, ich sage ihm innerlich: »Du hast mein volles Mitgefühl.« Und dann sage ich das Gleiche zu mir. Ich bitte mich selbst um Vergebung dafür, dass ich mir diese Gefühle zumute, und ich werde bereit, das Bedürfnis, unter den Gefühlen anderer zu leiden, aufzugeben. Ich lasse das, was zu ihm gehört, bei ihm, und so schwer es mir auch fällt, ich lasse auch seine Sorgen bei ihm, bis er mich um Hilfe bittet. Ich rufe seine Krafttiere und sein Schutzengel, weil wir das verabredet haben und weil wir uns mit diesen Dingen beschäftigen. Du kannst auch für den Partner beten, eine schamanische Reise machen oder ihn segnen – aber neutral, ohne emotionales Drama, und nur so weit, wie er es erlaubt.

Bittet er mich um Hilfe, gewähre ich sie ihm, wenn ich es kann, also selbst gut versorgt bin. Genauso weiß er, dass ich laut und deutlich sage, was ich von ihm brauche, er muss nicht raten. Wir haben vereinbart, dass wir offen miteinander reden, selbst dann, wenn wir uns schämen. Und wir haben vereinbart, dass wir uns Zeit für die Nöte des anderen nehmen. Das heißt aber nicht, dass wir uns immer so verhalten, wie es der andere gern hätte oder braucht.

Verstehst du den Unterschied? Ich kann sehr wohl sagen: »Wenn du allein mit dem Motorrad wegfährst, hat mein inneres Kind Angst, dass sich dein inneres Kind ohne mich besser amüsiert und du gar nicht wiederkommen willst.« Mein inneres Kind glaubt das wirklich oder hält es zumindest für möglich. Und es hat ja auch recht, das kann passieren, wer weiß das schon? Ich kommuniziere also meine Befürchtungen. Aber ich lasse ihn fahren und vereinbare mit ihm, dass er sich keine Gedanken um mich macht, weil er sich darauf verlassen kann, dass ich die Angst meines inneren Kindes selbst regle. Ich zeige ihm mein inneres Kind, aber ich signalisiere ihm gleichzeitig, dass ich auch als Erwachsene anwesend bin und mich um mich selbst kümmere. Natürlich macht er sich trotzdem Gedanken um mich, er liebt mich ja, ihm gefällt es sogar, zu fühlen, dass er sich sorgt, sagt er. Nötig ist es nicht, denn ich kann mich gut selbst halten – und wenn nicht, dann kann er sich darauf verlassen, dass ich mir Hilfe suche, eventuell sogar bei ihm. Das sage ich dann aber. Und genau deshalb sind die Sorgen, die er sich macht, beinahe angenehm für ihn: Sie zeigen ihm, dass er sich mit mir verbunden fühlt, aber gleichzeitig spürt er sehr deutlich, dass er frei ist, zu tun, was er will, denn ich kümmere mich selbst um mich. Ich verderbe ihm nicht den Spaß, und so fühlt er sich gebraucht, aber frei.

Warum zeige ich ihm dann überhaupt diese Angst? Weil es ein Teil meiner Wahrheit ist und weil diese Angst, wenn ich sie nicht ausspreche, unterschwellig zu wirken beginnt. Außerdem spürt er es sowieso, und indem ich mich damit offen zeige, muss er sich keine Gedanken machen oder gar ein schlechtes Gewissen haben, weil er mich allein lässt. Ich sorge gut für mich, indem ich diese Angst mit ihm teile, und ich sorge gut für ihn, indem ich sie bei mir lasse, ohne ihn damit zu erpressen oder zu manipulieren. Und das ist der Unterschied.

Er tut das Gleiche, das ist unsere Verabredung. Wir haben noch ein paar andere. Und wir treffen immer wieder neue Vereinbarungen, wir verhandeln, wenn wir spüren, etwas passt nicht mehr. Diese Verabredungen definieren den Raum, in dem unsere Liebe und unser Vertrauen zueinander wachsen und blühen können. Ohne Verabredungen hast du keine Stützpfeiler, du weißt nicht, woran du genau bist, und musst eher den anderen fühlen als dich selbst. Wenn du keine Vereinbarungen triffst, dann bleibst du in der Zone der unausgesprochenen Erwartungen an den anderen. Legst du deine Wünsche auf den Tisch, dann werden aus den unterschwelligen und hoffnungsvollen Erwartungen echte Anfragen und gegebenenfalls Vereinbarungen. Klare Vereinbarungen zu treffen gibt dir die Freiheit, bei dir zu bleiben und dich zu fühlen, statt dauernd im Energiefeld des anderen herumstochern zu müssen mit der Frage: Was meint er nur, was will sie? Das zermürbt jede Beziehung, sie wird anstrengend und verliert Kraft. Eine Absprache zu treffen bedeutet: Du übernimmst die volle Verantwortung für deine Bedürfnisse, für das, was du verwirklichen willst, du kommunizierst sie, sorgst also gut für dich und gibst dem anderen Raum, das Gleiche für sich zu tun. Du entbindest durch klare, emotional aufrichtige Kommunikation den Partner von der Pflicht, irgendwie fühlen zu müssen, was du brauchst, weil er dich ja liebt, und davon, automatisch deine Wünsche und Bedürfnisse erfüllen zu müssen. Klare Vereinbarungen zeigen Mitgefühl, denn du respektierst deine eigenen und die Bedürfnisse des Partners.

Mike und ich haben eine für uns beide wesentliche Absprache, ohne die ich keine Beziehung führe – weder eine Freundschaft noch eine Partnerschaft: Wir gehen äußerst behutsam mit unseren Emotionen um, versichern uns lieber einmal zu viel, dass wir füreinander da sind, als einmal zu wenig, bitten uns lieber einmal mehr um Vergebung, rufen noch einmal an, wenn etwas nicht ganz klar ist. Unsere Liebe ist viel zu kostbar, als dass wir sie nicht hegen und schützen, genauso sehe ich das mit Freundschaften. Auf der anderen Seite ziehe ich mich sehr rasch zurück, wenn dieser sichere emotionale Raum nicht mehr gegeben ist, wenn ich spüre, der andere ist nicht bereit, zu verstehen, welche Beweggründe ich habe und auf welcher emotionalen Basis mein Verhalten beruht. Wenn sich jemand Vorstellungen über mich macht, statt mich wirklich zu spüren, geht es für mich nicht mehr, denn dann bin ich nicht mehr sicher, werde nicht mehr gesehen. Der andere sieht seine eigenen Geschichten in mir, seine Projektionen, aber ich bin keine Diashow. Das Gleiche gebe ich in Beziehungen, zumindest ist das mein innerstes Anliegen. Ich bin Fische, Aszendent Krebs und eine Frau, für mich ist das wesentlich. Für dich mag etwas völlig anderes maßgeblich sein. Was es ist, steht auf keinen Fall zur Debatte – wichtig ist aber, dass du es weißt! Du bist erwachsen, du weißt, was du brauchst. Kinder wissen das oft nicht. Du aber schon. Und wenn nicht, ist es deine Verantwortung, es herauszufinden, nicht die des Partners. Du gibst ihm

Freiheit, indem du offen bist. Das Gleiche gilt natürlich auch andersherum: Es ist nicht deine Verantwortung, herauszufinden, was der andere braucht (außer, er bittet dich dabei um Hilfe und du sagst Ja). Du kannst ihn fragen, du darfst ihm Raum geben, aber er selbst trägt die Verantwortung. Tut er das nicht, so brauchst du dennoch nicht automatisch einzuspringen, im Gegenteil:

> Enthalte dich des süchtigen *Sogs* der *Fürsorge*, wenn der andere nicht danach fragt.

Weder deine noch die Liebe des Partners zeigt sich dadurch, dass ihr wisst, was der Partner braucht. Liebe zeigt sich, indem ihr alles euch Mögliche tut, um euch zu verstehen und euch zu geben, was ihr braucht. Durch die Verabredungen kannst du immer wieder überprüfen, ob eure Beziehung noch trägt, ob die gemeinsame Basis noch groß und stabil genug ist, und du erkennst frühzeitig, in welcher Richtung es Korrekturen braucht. Du ersparst dir damit so manche Enttäuschung, denn du bist ja in Kontakt mit dem, was du selbst und was der andere will und braucht.

Das klingt doch echt toll, oder? Was aber, wenn dir Eifersucht die Sinne vernebelt, was, wenn deine Ängste, den anderen zu verlieren, so stark sind, dass dir all diese Absprachen nichts nutzen, was, wenn sich einer von euch bereits des Verrates schuldig gemacht hat? Das klingt dir zu krass? Des Verrates schuldig gemacht? Nun, dann bist du sicher der verratende Teil. Frage einmal deinen Partner, wie sich das anfühlt, betrogen, belogen, hintergangen zu werden und das in einem Raum, in dem du dich weiter öffnest als in jedem anderen. Wenn du reifen willst, übernimm dafür die Verantwortung.

Was, wenn ihr bereits Verabredungen getroffen hattet, die aber gebrochen wurden, was, wenn sich einer von euch einfach nicht daran halten kann, obwohl er weiß, dass er damit die Beziehung gefährdet? Was, wenn du eben nicht weißt, was du brauchst, weil deine Angst, verlassen zu werden, oder eine Sucht stärker ist als jede Vernunft?

Der dunkle Drache dieses Tores heißt »Verantwortungslosigkeit«. Du kannst sehr wohl ein äußerst disziplinierter, verantwortungsbewusster Bürger dieses Landes sein, ein großartiger Chef, eine großartige Mutter, eine sehr kompetente Unternehmerin. Aber im letzten Moment, dann, wenn es um echte Selbstverantwortung geht, kneifst du. Denn im letzten Moment werden alle Widerstände, die Wut, die Scham, all das, worüber wir in den letzten Toren gesprochen haben, spürbar, und deine Schmerzvermeidung greift. Und gewinnt. Du hast zum Beispiel den Schmerz und den Groll, den du auf deine Mutter hast, weil sie dich nicht nährte, akademisch und korrekt aufgearbeitet, das ist »kein Thema mehr.« Du hast ihr vergeben, du hast sie um Vergebung gebeten, ihr seid klar miteinander. Aber in deiner Beziehung, dann, wenn es darum geht, wirklich erwachsen und reif zu handeln, zeigt sich eine merkwürdige Lähmung, ein Widerstand, tatsächlich die Verantwortung für dein Wohlergehen und deine finanziellen

Angelegenheiten zu tragen und nicht dem anderen unterschwellig unterzuschieben. Gerade so, als hätte das Kind endgültig verloren, wenn du die Verantwortung tatsächlich voll und ganz übernimmst. Als müsse es die Hoffnung, doch noch genährt zu werden, bis es satt ist, aufgeben, und den Schmerz darüber als gegeben hinnehmen. Nun, das stimmt. Aber es ist nicht schlimm. Wenn du es aussprichst! Wir sind alle verletzt. Wir alle tragen diesen Schmerz in uns. Wir können ihn heilen, indem wir uns selbst um unser inneres Kind kümmern, aber wir kommen nicht drum herum, ihn zu spüren. Wir alle sind nicht auf die Weise genährt und geschützt worden, wie wir es gebraucht hätten – wir nicht und unsere Eltern schon gar nicht. Unsere Großeltern versuchten, diesen irren Krieg und den unsagbaren Holocaust zu überleben, machten sich schuldig oder waren Opfer, meistens beides. Aber sie alle haben das Leben weitergetragen, haben dir die Chance gegeben, es nun anders und besser zu machen, und mehr konnten sie nicht tun. Du hast die Chance, das Leben auf neue Weise zu leben, weil sie weitermachten, obwohl die alten Zeiten nun wirklich alles andere als gut waren. Ich sage es einmal ganz krass, auch wenn mir das selbst nicht gefällt: Du hast kein Recht auf eine erfüllte, glückliche Kindheit und deshalb auch kein Recht, sie einzufordern, weder von deinen Eltern noch von deinem Partner. Auf der Erde gibt es dieses Recht nicht. Warum nicht? Weil du nichts einfordern kannst, was dir andere nicht geben können. Weil sie es nicht haben, weil sie selbst verletzt sind. Verstehst du, wenn du das Recht hättest, eine glückliche, erfüllte Kindheit zu haben, dann gäbe es auch das Recht, erfüllte, glückliche, unverletzte Eltern zu sein. So läuft das nicht. Leider. Wir können es ändern, aber das ist unsere Aufgabe, nicht die unserer Eltern. Warum ist das unsere Aufgabe? Weil wir es können. Weil wir das entsprechende Bewusstsein haben und auch die Mittel dazu, das Wissen, die Werkzeuge. Das Leben schenkt dir etwas viel Besseres als das Recht auf eine glückliche Kindheit: Du hast jedes Recht der Welt, gut für dich selbst zu sorgen. Du hast das Recht, deine höchste Bestimmung zu verwirklichen. Das Recht auf Streben nach Glück ist in der amerikanischen Verfassung verankert. In deine eigene Verfassung kannst du das Recht hineinschreiben, nach deiner höchsten Erfüllung und der Verwirklichung deines größtmöglichen Potenzials zu streben. Wonach du strebst, was in deiner eigenen Verfassung steht, das ist deine alleinige Entscheidung. Und deshalb brauchst du die volle Verantwortlichkeit, einfach, weil du kein echtes Recht hast, sie einem anderen zuzuschieben, und deshalb funktioniert es auch nicht. Du hast aber ein echtes Recht, für dich selbst zu sorgen. Mit »echten Rechten« meine ich Rechte, die das Leben (nicht die Menschen, nicht der Staat, nicht die Eltern, sondern das LEBEN) dir gewährt, das zeigt einfach die Erfahrung. Die Lebensgesetze sind, wie sie sind, egal, was wir Menschen daraus machen.

Wenn du erkennst, dass du, aus welchen Gründen auch immer, ins Wanken gerätst, wenn du dieses Tor durchreiten willst, dann suche dir bitte Hilfe. Ein Buch kann dir Anregungen geben, aber es kann dich nicht durch die dunklen Nächte der Seele führen. Ihr könnt dennoch sehr viel füreinander tun, dazu mehr im letzten Schritt, hier geht es um Klärung der Beziehungsebene und um die Aufteilung der Verantwortlichkeiten.

Damit ihr bewusste Vereinbarungen als Mann und Frau, nicht als Kind und Elternteil, treffen könnt, möchte ich euch eine Sicht auf die männlichen und weiblichen Energiekreisläufe anbieten, damit ihr euch lustvoll und schöpferisch begegnen könnt. Auf dem Medizinrad, über das wir ganz zu Beginn gesprochen haben, befindet sich das innere Kind im Süden. Nun, die klaren Verabredungen finden sich im Norden. Man muss also die Mitte durchwandern, um dahin zu gelangen.

Der männliche Energiekreis

Das Männliche verströmt sich nach außen und befruchtet die Welt. Männliche Energie wird im Tun sichtbar. Sein Feuer befruchtet einen Schöpfungsraum außerhalb seines Selbst – der Prozess ist vollendet, wenn er eine bewusste, schützende, verantwortungsvolle Beziehung mit dem, was außerhalb seines Selbst durch sein Feuer entstanden ist, eingeht und diese Schöpfung als Ausdruck seiner Energie anerkennt. Die männliche Energie strömt aus dem männlichen Schöpferorgan heraus, wie das auch beim Orgasmus passiert. Der Mann gibt seine Liebe, seine Kraft, seine Energie über sein Becken, seinen Penis in die Welt, verströmt sich nach außen. Diese Energie wird von seinem inneren Feuer gespeist. Wenn ein Mann Leben weitergibt, ein Kind zeugt, so wächst dieses Kind außerhalb seines Körpers, genährt vom Weiblichen. Er schleudert seinen Samen nach außen. Befruchtet eine Samenzelle das Ei der Frau, dann wird diese Samenzelle in ihre Einzelteile zerlegt, die Eizelle nimmt sich nur, was sie braucht, nämlich die DNA. Der Rest wird ausgestoßen. Die Samenzelle stirbt also im Zeugungsprozess, und das spiegelt sich im Männlichen.

Das Männliche gibt sich im Dienst am Leben hin – durch seine Taten. Es lässt seine Energie in die Handlung, in die Tat, in Projekte fließen. Weil sein Feuer erst wirksam wird, wenn er es nach außen verströmt und die Welt befruchtet, definiert und spürt sich das Männliche über die Tat, über die nach außen gerichtete Energie. Ein Mann hat große Schwierigkeiten, sein Innerstes zu spüren, wenn er nicht sehr viel übt und einen guten Draht zu seiner eigenen weiblichen Energie hat. Je bewusster sich ein Mann seine Schöpfungen im Außen anschaut und es in sich aufnimmt, sich in Beziehung dazu setzt, auch wenn es ihm nicht gefällt, desto eindeutiger und klarer erkennt er sich selbst. Gibt ein Mann sein Feuer nicht ungehindert und frei, voller Liebe und Verantwortung weiter, sondern hält es zurück, verströmt sich in für ihn unstimmige Projekte, Situationen oder Beziehungen, dann verliert er sich. Er sucht sich in dem, was er erschafft, doch weil er nicht sorgfältig und bewusst entschieden hat, wohin er sein Feuer strömen lassen will und wohin nicht, sind die Spiegel unklar und Ausdruck seiner Ziel- und Verantwortungslosigkeit, nicht seines innersten Wesens. Er hat vielleicht jede Menge Projekte, doch er gibt seine Energie, seine Liebe, seine Schöpferkraft nicht bewusst, sondern verschleudert sie. Und dementsprechend fühlt er sich dann auch ausgebrannt. Vielleicht verweigert er sich auch, entscheidet, sein Feuer nicht herzugeben – das ist seine Art, Nein zum Leben zu sagen und sich diesem zu entziehen. Leider schwelt das Feuer nur, wenn er sich nicht auf gesunde und für ihn stimmige Weise in die Welt verströmt, es ist, als fehle der Abzug seines inneren Schornsteines. Es qualmt und verschmutzt ihn, bis er sich selbst gar nicht mehr spürt. Diese innere Wärme, dieses Feuer bringt Energie in alle Organe und erhöht die Lebenskraft des Körpers. Sind die inneren Organe versorgt, so strömt diese Wärme als Liebe, Tatkraft und Lebendigkeit nach außen. Je besser ein Mann sein eigenes Feuer nähren und hüten kann, desto gesünder und kraftvoller ist sein Körper, und desto effektiver und energiereicher strömt sein Feuer gezielt und bewusst nach außen.

Hütet er sein eigenes Feuer nicht, weil er sich seiner Schöpferkraft nicht bewusst ist, zeigt er oft Desinteresse an den Ergebnissen seiner sowieso meist nicht besonders energievollen Befruchtungen. Das eigene innere Weibliche, das sein eigenes Feuer hütet, damit es heiß und kraftvoll lodert und nicht nur ein bisschen qualmt, ist ihm nicht bewusst oder es ist gar nicht vorhanden. So sucht er sich selbst in der äußeren Frau. Er verweigert ihr das Feuer, das er ihr geben sollte, damit etwas Neues, Größeres entstehen kann, indem sie es in sich hütet und nährt, und will stattdessen ihre weibliche Energie in sich aufnehmen. Damit raubt er ihr Kraft, statt sie zu befruchten.

Genährt wird das Männliche über das Herz. Ist das Herz eines Mannes nicht offen und bereit, sich nähren zu lassen, Liebe in sich aufzunehmen, weil das innere Kind verletzt ist, dann senkt sich seine Energie. Er panzert sich, kontrolliert sich selbst, um diese Leere nicht zu spüren, macht Versprechungen, statt zu handeln, verweigert, statt freudvoll zuzupacken. Es ist für einen Mann ungeheuer wichtig, den eigenen Handlungsimpulsen Raum zu geben, das zu tun, was ihn frei und lebendig sein lässt. Sonst ist er wie ein Samenspender, der mit seinen Taten die Projekte und Ideen anderer befruchtet, statt seine eigenen Kinder zu zeugen.

Bist du als Mann in einer Beziehung mit einer Frau, deren Herz verschlossen ist und die dich nicht über ihr Herz nährt, dann wirst du mit großer Wahrscheinlichkeit süchtig nach ihr. Du gibst ihr immer mehr von deiner männlichen Kraft, damit sie endlich ihre Energie zur Verfügung stellt und dich mit Liebe nährt – was aber nicht passieren wird. Denn eine Frau kann dich nur dann mit Liebe nähren, wenn sie gut an ihr eigenes Weiblichsein angebunden ist, an Mutter Erde und an ihren heiligen Schoßraum. Du kannst sie mit deiner Energie vollpumpen, solange du willst, aber wird sie nicht aus sich selbst heraus von Mutter Erde versorgt, weil sie sich bewusst dafür geöffnet hat, dann wird sie sich nicht nähren können.

Dein Herz bleibt leer, also verschließt du es, und die Energie, die du ihr für eure gemeinsamen Schöpfungen zur Verfügung stellen willst, wird immer weniger. Du strengst dich an und beutest dein eigenes Feuer aus, statt dich für eine Frau zu öffnen, deren Weibliches dein Männliches nähren und gebären will und kann.

Nimmt sie dein Feuer nicht in sich auf, weil sie selbst verschlossen und verletzt ist, ist ihr Schoßraum energielos, so verpufft deine Energie immer wieder. Du fühlst dich seltsam leer, so, als enthielte sie dir ihre Energie vor, als nähme sie dich nicht auf. Du fühlst dich zurückgewiesen und um ihre Energie betrogen, und das bist du auch.

Deine Projekte laufen nicht wirklich, wenn du nicht in deiner männlichen Kraft stehst und dich selbst nähren kannst. Du spürst dich nicht über deine Projekte, weil sie dir nicht entsprechen. Also setzt du statt deines Feuers Kontrolle und

Gedankenkonstrukte ein und erkennst nicht, dass dir dein eigenes Schöpferfeuer fehlt.

Die weibliche Energie

Die weibliche Energie bildet einen inneren Raum, sie nährt und schützt, sie nimmt das männliche Feuer auf und erlaubt, dass Leben entsteht, so, wie die Erde den Samen oder die Zwiebel aufnimmt und Raum zum Wachsen gibt. Dieses Leben gebärt sie in die Welt. Die Geburt ist das Ende einer Phase des Wachstums. Wenn sie etwas nach außen gibt, ist ihr Schöpferprozess vollendet. Ihr Fokus ist nach innen gerichtet, denn die Prozesse finden in ihr statt. Ihr Spiegel ist ihr inneres Erleben, sie spürt sich über ihr inneres Gefühl. Für eine Frau ist es wichtig, sich immer wieder zu fragen: »Was fühle ich in Bezug auf diese äußere Situation, was sagt mein Schoßraum dazu?« Die weibliche Energie wird durch den Schoßraum, das Wurzelchakra, genährt. Du bist angebunden an Mutter Erde, und dein Schoßraum ist weit und offen, wenn du dich in einem guten Energiezustand befindest. Du kannst die männliche Energie, die von einem Mann, den du liebst, aber besonders deine eigene, liebend in dich aufnehmen, nimmst sie an, hältst sie in dir und heißt sie willkommen. Ist dir dein Schoßraum bewusst, so spürst du dein Becken und deinen Uterus wie eine Art Schale, in der du dich selbst geerdet und in deiner Mitte fühlst. Weil dein Schoßraum von deiner eigenen weiblichen Energie genährt wird, weil du voller Liebe und Wärme für dich selbst und für das Leben von Mutter Erde gehalten wirst, bist du frei und offen, die männliche Energie anzunehmen, ohne sie süchtig zu brauchen oder ihr Feuer zu löschen. (Ständiges Kritisieren löscht das männliche Feuer übrigens ziemlich effektiv!) Im Schoßraum hütest du deine eigenen Wünsche und Träume und gebärst sie. Deine weibliche Kraft ist in der Lage, Leben zu hüten, Raum zu geben, im dem sich Leben entfalten und entwickeln kann. Du spürst dich im Schoßraum, hier ist deine weibliche Mitte. Fehlt deine innere Schale, der Hochzeitskorb (der so heißt, weil in vielen Traditionen von den Großmüttern echte Körbe für die reifenden Enkelinnen angefertigt werden, in diesen Hochzeitskorb werden die Mythen und das alte Wissen der Frauen hineingeflochten), bist du abgeschnitten von deiner weiblichen Erdkraft, mit der du Leben ermöglichen und Raum geben kannst, so verpufft auch die männliche Kraft immer wieder, findet keinen Halt in dir, strömt ins Bodenlose. Das Männliche will sich in dich verströmen, findet aber keinen Boden, keinen Raum, in dem etwas Neues entstehen kann, und so fühlst du Leere und Kälte, womöglich gar einen süchtigen Sog. Du bist wahllos, nimmst alles in dich auf, ohne zu entscheiden, ob du es überhaupt in dir haben willst, weil du so dringend Energie brauchst. Du brauchst Energie, das stimmt, aber die von Mutter Erde und deiner eigenen Seelenkraft!

Nicht nur das von außen kommende Männliche verpufft, sondern besonders deine eigenen Impulse, deine eigene Tatkraft, das, was du selbst verwirklichen, nach außen bringen willst, bekommt zu wenig Nahrung, wenn dein Schoßraum leer ist. Du bist nicht geerdet, sondern lebst im inneren Kind oder im Kopf, in der Kontrolle. Du bekommst einfach nichts richtig auf die Reihe, deine Wünsche und Träume sind womöglich groß und stark, aber du weißt nicht, wie du sie verwirklichen kannst, und bremst dich immer wieder selbst aus.

Während sich ein Mann sinnlos nach außen verströmt, wenn er nicht mit sich im Reinen lebt, verschließt du dich in deiner weiblichen Energie nach innen und wirst unsichtbar. Deine Energie versumpft, wird neblig, brackig, und du spürst dich selbst nicht mehr.

Es kann sein, dass einige Lebensbereiche dennoch sehr erfolgreich auch im Außen sichtbar sind, doch dein Gefühl für dich als Frau, als Hüterin des Lebens, verschwindet mehr und mehr. Du ersetzt wärmende, nährende Energie durch Willenskraft und beginnst, dich anzustrengen, dich anzutreiben, zu kritisieren und auf ungesunde Weise immer »besser« werden zu wollen. Du verlierst dich selbst aus den Augen und aus dem Gefühl und kommst nicht mehr in dir selbst zur Ruhe. Weil dein Schoßraum leer ist, strömt die Energie nur sehr schwach zum Herzen, und deine Herzensnahrung, deine Liebe und dein Mitgefühl, versiegen. Du suchst, statt zu geben, du strengst dich an, statt zu gebären.

In Bezug auf eine Liebesbeziehung bedeutet der freie Fluss: Fließt deine Liebe frei und stark aus dem Herzen, bist du weit und offen für die Kraft der Erde, die dich nährt und trägt, dann fließt die Energie durch das Becken, durch deine Mitte ins Herz und von da aus zum männlichen Herzen hin. Der Mann nimmt deine Liebe in sich auf, sie fließt durch seinen Bauchraum, wärmt und nährt sein Feuer. Dieses Feuer, das er gut hütet, fließt durch sein Becken, durch seine männlichen Schöpferorgane nach außen und nährt dich.

In Bezug auf dich selbst bedeutet das, du bist dir deiner einzigartigen männlichen und weiblichen Kraft bewusst, du bist gut in deinem Schoßraum oder im männlichen Feuerraum (im Bauch) verankert und handelst und entscheidest von hier aus auf deine Weise. Hier ruhst du sicher in dir selbst, du hinterfragst dich nicht ständig, sondern weißt einfach, was du willst und auf welche Weise du mit der äußeren Welt in gegenseitiger Wirkung stehen willst.

Um diese Informationen zu verdeutlichen, besonders aber, um sie für dich fühlbar zu machen, biete ich dir hier eine innere Reise an:

Innere Reise

Deine männliche und weibliche Kraft

Mache es dir bequem, atme ein paar Mal tief durch, und erlaube dir, eine neue Erfahrung zu machen.

Nun stelle dir bitte eine Lichtsäule vor, die ganz und gar neu ist. Die Energie diese Lichtsäule war in dieser Zusammensetzung noch nie auf der Erde, und sie schenkt dir eine neue Erfahrung und neue Möglichkeiten. Stelle dich bitte mitten in diese Lichtsäule, und lass dich von dem Licht durchfluten. Es nimmt alles mit sich, was nicht mehr zu dir gehört, besonders den Anteil, der sich nie gut genug fühlt. Diese Lichtsäule reinigt dich auf eine ganz neue Weise, sie vibriert alles aus dir heraus, was jetzt gehen will. Deine seelischen Aspekte und Anteile, für die es Zeit ist, den

Körper zu verlassen und nach Hause zurückzukehren, steigen in der Lichtsäule wie schwerelos auf und verwandeln sich in Licht. Aspekte deines inneren Kindes, die sehr entmutigt sind oder in Angst vor Beschämung und Strafe leben, strömen aus dir heraus und kehren ins Reich deiner Seele zurück, finden Trost und Frieden in deinen eigenen feinstofflichen Daseinsformen. Du spürst förmlich, wie sich besonders deine Mandelkerne reinigen, wie dunkle Energie aus ihnen aufsteigt und sie heller und lichter werden, vielleicht werden sie ganz und gar ausgetauscht und entstehen neu, voller lebensbejahendem Mut. Ganz besonders fließt alles, was du für deine Ahnen und deine Familie, möglicherweise für das Kollektiv trägst, aus dir heraus und löst sich in Licht auf oder strömt in die Erde, wo es zur Ruhe kommen darf.
Immer lichter und klarer fühlst du dich. Nun beginnen neue Seelenkräfte, aus dem Reich deiner Seele in dich einzufließen. Gleichermaßen spürst du, wie Erdkraft in dich einströmt. Diese Erdkraft brauchst du, damit deine Seelenenergie hier auf Erden Form annimmt und sichtbar wird, sich in Taten und Möglichkeiten, die dir begegnen, zeigt.

(Nutze bitte die Reise, die dir heute dient, es ist jedoch sinnvoll, beide zu machen, denn du trägst den männlichen und den weiblichen Pol in dir.)

Für das Weibliche:
Diese Erdkraft fließt in dein Becken und beginnt, eine Schale zu formen, eine wunderschöne, einzigartige, stabile Schale. In dieser Schale hütest du das Leben, sie steht stellvertretend für deine Gebärmutter. Auch als Mann hast du eine Art gedachte Gebärmutter, in der du deine Ideen zunächst nährst, bis sie reif sind. Jede Idee, jedes Projekt hütest du hier so lange, bis es geboren werden kann, das kann sehr schnell gehen, manchmal aber brauchen die Dinge ihre Zeit. Diese Schale entsteht aus der Erdkraft heraus, und sie kennt die Rhythmen, weiß genau, wie lange eine Idee, ein Projekt und natürlich auch ein Kind brauchen, bis sie reif sind, bis sie in die Welt entlassen werden können, bis du sie gebären kannst. Mehr und mehr fließt die Erdkraft in dich ein und sammelt sich im Becken, die Schale wird nun genauso groß, schwer und stabil, wie es für dich stimmig und deinem Seelenfeuer entsprechend richtig ist. Die Schale entsteht ganz neu, und so ist sie unbeschwert von all den Lasten, die du womöglich für deine Ahnen, für deine Familie und für das weibliche Kollektiv trägst. Nun sieh, wie sich das Licht der Lichtsäule und deine eigenen Seelenkräfte in dieser Schale sammeln, zur Ruhe kommen und von hier aus in die verschiedenen Aurakörper und physischen Körperteile strömen.
Hier ist deine weibliche Mitte, du bist im Becken geerdet, hier sammelst du Energien und nährst sie, bis sie sich als Tat, als gelebter Ausdruck zeigen.

Du nährst deine Ideen tief im Becken. Hier gibt es weder Zweifel noch Unsicherheiten, die Schale weiß genau, was dem Leben dient und was nicht, und sie vertraut sich selbst – kommt sie doch aus dem Schoß von Mutter Erde.

Für das Männliche:
Die Erdkraft fließt in Form von rot glühendem Magma in dein Becken und von da aus weiter in deinen Bauchraum. Im Bauchraum entsteht ein Feuer, wie ein riesiges Lagerfeuer, das Feuer deiner Schöpferkraft, mit der du die Welt befruchtest. Dieses Feuer füllt deinen ganzen Bauchraum aus und wärmt dich, schenkt dir Lebendigkeit und Begeisterung für das, was du verwirklichen willst. Die Erdkraft nährt das Feuer, speist es, versorgt es mit Brennstoff, und so sorgt ein unablässiger Strom aus der Erde dafür, dass dein Feuer heiß und gleichmäßig lodert. Es steht dir zur Verfügung, damit du schöpferisch tätig deine Träume, Wünsche und Ideen in die Tat umsetzen kannst. Die Erdenergie nährt dein Feuer auch dann, wenn du es nach außen gibst, sie strömt durch dich hindurch in deine Projekte. Deine Seelenenergien und die Kraft der Lichtsäule strömen in das Feuer hinein und geben ihm eine Richtung, eine Farbe, einen Impuls, sie zeigen dir, auf welche Weise dein Feuer in der Welt wirken möchte.
Du spürst deine Mitte in deinem Feuer, nimmst dich als schöpferisch und befruchtend wahr und spürst, wie erfüllend es ist, dein Feuer in die Welt zu bringen, sichtbar zu sein und dich nach außen zu verströmen.

Für beide:
Immer stabiler spürst du deine Mitte, und du kommst zur Ruhe. Du erkennst, dass du tatsächlich einzigartig bist und dass deine innere Kraft dir den Weg weist, dir zeigt, auf welche Weise und in welcher Zeit deine Energien nach außen hin sichtbar werden und mit der Erde in gegenseitige Wechselwirkung treten möchten. Alle Ideen darüber, wie du sein solltest, lösen sich im Feuer und in der Schale auf, und die Energie deiner Mitte strömt in deinen ganzen Körper, besonders in die Mandelkerne. Vielleicht zum ersten Mal fühlst du dich gut geerdet und zugleich gut mit deiner spirituellen Seelenheimat verbunden, fühlst dich als Wesen, das Himmel und Erde in sich vereint und diese Energien in gesunde, kraftvolle und gelassene Handlungen umsetzen kann.
Bleibe in der Lichtsäule stehen, lass diese Kräfte in dir wirken, und komme dann, wenn du für diesen Moment genügend genährt und entflammt bist, zurück – jederzeit steht dir diese Lichtsäule zur Verfügung, du kannst dich hier immer wieder bewusst mit deiner Seele und der Erde, mit deinem Frau- und deinem Mannsein zugleich verbinden.

Versteht bitte, dass euch niemals das Männliche oder das Weibliche verletzt hat, sondern immer nur die Abwesenheit dieser Lebenskräfte.
Nun, wenn ihr eure Kräfte zu euch zurückgerufen habt, wird es Zeit, euch auf eine neue Weise miteinander zu verbinden,

um eure Mann-Frau-Ebene zu stärken. Dieses Ritual könnt ihr ganz schlicht halten, einfach einmal nebenbei in Gedanken durchspielen, ihr könnt euch aber auch die Mühe machen, tatsächlich diese Schale, das Feuer zu finden und euch in einem bewusst gestalteten Ritual neu begegnen.

Ritual

Ritual für eure heilige Hochzeit

Suche dir als Frau eine Schale, die dir gefällt und die du als deinen Hochzeitskorb haben willst, das kann tatsächlich ein Korb sein, aber auch eine große Muschel oder eine schöne Glasschale. Die Schale findet dich, lass dir Zeit dafür. Als Mann suche dir eine schöne, nicht zu kleine Kerze.

Nimm als Frau die Schale in beide Hände, und halte sie in Beckenhöhe vor dich, als Mann zündest du die Kerze an (mache das bitte selbst), und nimm sie in beide Hände, halte sie in Höhe deines Bauchnabels. Stellt euch im Abstand von circa zwei Metern einander gegenüber, und schaut euch an. Wenn es euch zueinander zieht, dann geht los, und begegnet euch in der Mitte.

Die Frau hält dem Mann die Schale hin und sagt: »Ich stelle dir voller Freude meine Schale (oder meinen Hochzeitskorb) zur Verfügung, und ich bitte dich um dein Feuer. Ich verspreche dir, es zu hüten und zu nähren, es zu halten und Leben zu ermöglichen.«

Der Mann sagt: »Ich bitte dich voller Hochachtung darum, mir deine Schale (deinen Hochzeitskorb) zur Verfügung zu stellen, und ich schenke dir gern mein Feuer. Ich verspreche, dir mein Feuer, meine Treue, meine Tatkraft und meinen Schutz zu geben, nicht die Asche, die nur eine kalte Erinnerung an das Feuer ist.«
Der Mann stellt nun sein männliches Feuer, die Kerze, in die Schale hinein, falls sich das gut anfühlt. Die Frau hält die Schale fest, sie bleibt bei ihr.
Wie fühlt es sich an, wenn sich Schale und Kerze, Erde und Feuer, Frau und Mann vereinigt haben?
Die Frau sagt nun: »Ich danke dir für dein Vertrauen, ich halte und nähre dein Feuer, damit aus unserer Verbindung etwas Größeres entsteht. Ich verspreche dir, es zu hüten und zu achten. Wenn nötig, erinnere ich dich daran, dein Feuer zu stärken, ich werde dich bitten, es mit deiner Energie zu nähren, wenn es schwächer wird.«
Der Mann antwortet: »Ich ziehe meinen Schutzkreis um dich und mich, um unsere Liebe und um alles, was aus unserer Verbindung entstehen will. Ich hüte und schütze den Raum, der durch uns entsteht, und achte darauf, dass er nicht gestört wird, nicht einmal durch mich selbst.«

Behaltet diese Kerze, nehmt sie als Zeugin dieses Rituals. Immer, wenn die Dinge schwierig werden, zündet sie an, und erinnert euch daran, dass ihr euch versprochen habt, euren gemeinsamen Raum zu hüten.

Fünfter Schlüssel

Übung

Nehmt euch bitte einen Tag oder ein Wochenende lang Zeit, und schreibt jeder eine Liste mit den Angelegenheiten, die seiner Meinung nach der Absprache und der Klärung bedürfen. Aber Vorsicht! Absprachen zu treffen bedeutet absolut nicht, dass der andere machen soll, was du sagst. Es sind keine Vorschriften. Es sind Anfragen an den anderen. Schreibe bitte hinter jeden Punkt das, was du dir wünschst, also deine Ausgangsbasis. Unbedingt solltet ihr folgende Punkte klären:

Wie geht ihr mit sexueller Treue um? Was wünschst du dir?
Braucht ihr eigene Zimmer oder Wohnungen, wie viel Raum braucht jeder von euch? Wie viel Zeit wollt ihr miteinander verbringen?
Wer zahlt was? Und wie geht ihr damit um, wenn einer von euch einen finanziellen Engpass hat?
Habt ihr ein gemeinsames spirituelles Ziel? Oder hat jeder eines? Wie handhabt ihr es, wenn einer von euch beiden einen spirituellen Bewusstseinsweg geht, der andere aber nicht?

Wollt ihr Kinder, möchtet ihr Eltern werden?
Was ist mit Haustieren?
Was ist das Wichtigste in eurer Beziehung, was braucht ihr am nötigsten, und ist der andere bereit und auch in der Lage, euch das zu geben?
Wie viel Rückzug braucht ihr, wie viel Nähe? Es kann sehr wohl sein, dass du als Frau am liebsten mit dem Partner verschmelzen willst, besonders, wenn es dir einmal nicht gut geht. Dein Partner dagegen braucht gerade dann seinen Freiraum. Wie geht ihr damit um, wenn einer kuscheln will, der andere aber seine Ruhe braucht? Könnt ihr vereinbaren, dem anderen zu gewähren, was er braucht, selbst wenn dein inneres Kind Angst bekommt?
Seid ihr bereit, liebevoll und achtsam mit dem inneren Kind des anderen umzugehen, nicht die Verantwortung zu übernehmen, aber ihm Raum zu geben, damit es gesehen wird, einfach, weil es sowieso da ist?
Seid ihr bereit, euch liebevoll gegenseitig immer wieder daran zu erinnern, was ihr vereinbart habt, ohne es euch um die Ohren zu hauen?
Wie geht ihr mit unterschiedlichen sexuellen Bedürfnissen um? Könnt ihr euch darauf einlassen, dem anderen zu geben, was er braucht, auch wenn du gerade keine Lust hast? Oder gibt es eine andere, für euch passende Lösung?
Wie sehr bindet ihr euch gegenseitig in Projekte ein, was erwartet ihr an Engagement voneinander? Wie sehr seid ihr bereit, euch zu unterstützen und gegenseitig den Rü-

cken freizuhalten? Es gibt kein Richtig oder Falsch, es sollte nur besprochen werden, damit ihr keine falschen Erwartungen aneinander habt.
Wie ernährt ihr euch, wie geht ihr damit um, wenn ihr unterschiedliche Ernährungsgewohnheiten habt? Kocht ihr getrennt, kocht einer für beide, wechselt ihr euch ab?

All das, was emotionalen Zunder, Erwartungshaltungen und die Gefahr der Enttäuschung und Bevormundung in sich birgt, sollte angesprochen werden. Das ist deine Liste, nicht meine. Alles, was dir wichtig, ist, gehört darauf, damit es gesehen wird. Ihr müsst nicht für alles strenge Regeln aufstellen, das geht ja gar nicht. Aber die wesentlichen Punkte sollten geklärt sein, damit ihr euch nicht gegenseitig bitter enttäuscht. Klärt sie bitte wirklich. Es ist eine Illusion, zu hoffen, dass »sich der Partner noch ändert«, obwohl er dir eine klare Ansage gemacht hat. Vielleicht will er sich ja gar nicht ändern?

Als Frau ist es sinnvoll, weniger auf das zu hören, was dein Mann sagt, als vielmehr auf das zu achten, was er tut. Männer definieren sich über ihre Handlungen. Das Ja eines Mannes erkennst du daran, dass er in die Tat kommt. Sagt er Ja, handelt aber nicht, dann gilt das als Nein.

Als Mann ist es sinnvoll, genau hinzuhören. Deine Frau wird dir sagen, was sie fühlt und auch, was sie will und was nicht. Es kann sein, dass sie anders handelt. Dennoch gilt das, was sie dir gesagt hat. Warum das so ist, nun ja – wir sind aus schamanischer Sicht Raumwesen. Wir umhüllen Situationen und Ereignisse energetisch mit unserer Fürsorge und Aufmerksamkeit. Dadurch erschaffen wir einen Energieraum, in dem wir mit unserer emotionalen Nahrung wirksam werden können. (Noch einmal zur Unterscheidung: Ein Mann schießt einen Feuerpfeil der Tatkraft in eine Situation hinein, eine Frau umhüllt sie mit Fürsorge. Beides ist genau richtig, nur beides zusammen ergibt das Ganze.) Wir kennen unsere Wahrheit tief in uns, und wir können sie meistens auch ganz gut aussprechen. Nur mit der Handlung hapert es, dennoch spiegeln unsere Worte unsere Wahrheit, so, wie es deine Taten tun, wenn du ein Mann bist.

Ein Beispiel für Erwartungen und Vereinbarungen:

Sie hat gekocht, ihr Partner kommt später als vereinbart. Das Essen steht auf dem Herd und verkocht nun vor sich hin, sie fühlt sich zurückgewiesen, auch wenn sie weiß, dass das ziemlich albern ist. Trotzdem verschließt sich etwas in ihr, er hätte ja wenigstens eine SMS schicken können. IMMER macht er, was er will, NIE kann sie sich auf ihn verlassen. Sie fühlt sich nicht gewürdigt und ist enttäuscht. Sie macht sich Sorgen, auch wenn sie sich beschwichtigt.

Seine Seite: Er freut sich auf einen gemütlichen Abend. Beim Heimfahren liest er auf einem Plakat, dass der Baumarkt gerade das Werkzeug im Angebot hat, das er schon so lange braucht und das ihm immer zu teuer war. Sie wird sich freuen, denkt er, endlich kann ich ihr diesen Schrank bauen, den sie sich so wünscht. Das dauert sicher nicht mehr als zehn Minuten, das ist noch innerhalb der zeitlichen Toleranzgrenze. Er lässt sein Handy im Auto. Da drin hab ich eh keinen Empfang, denkt er. Doch natürlich dauert es länger als geplant. (Tut es das nicht immer?) Das macht ihm aber nichts aus, er ist stolz auf seinen Fang.

Was er als Mann nicht weiß: Seine Frau ist ein nährendes Raumwesen. Ihr emotionaler Zustand ist für sie wesentlich. Er dagegen ist ein Wesen der Tat, ein Aktivitätswesen, für ihn zählt das, was tatsächlich passiert. Ihr eine SMS zu schicken, dass er später kommt, ergäbe für ihn keinen Sinn, denn er wäre ja trotzdem nicht da. Für sie allerdings würde das alles ändern, denn nun wüsste sie, was los ist, und könnte sich entspannen. Selbst wenn er zwei Minuten später sowieso in der Tür stünde, wäre es sinnvoll, ihr das zu sagen. Es wären für sie zwei Minuten weniger emotionale Ungewissheit.

Wenn er nicht weiß, dass es das höchste Ziel des Weiblichen ist, den Raum, den es hütet, gesund und langlebig zu halten, dann weiß er nicht, wie wichtig es ihr ist, zu wissen, wie es ihm geht, ob alles in Ordnung ist. Sie möchte dafür anerkannt werden, dass sie für ihn sorgt, dass sie auf seine Gesundheit achtet und dass sie ihm köstliches Essen vorsetzt.

Was sie als Frau nicht weißt: Ihr Mann ist ein feuriges Aktivitätswesen. Er schert sich nicht so sehr darum, was er fühlt, er kriegt es sowieso nicht richtig mit, er wird angezogen von dem, was er tun kann. Für ihn ist es selbstverständlich, dass sie versteht, wie wichtig dieser Ausflug in den Baumarkt war, denn nun kann er wieder ins Handeln kommen und etwas tun, das sie erfreut. Sie mit seinen Taten zu erfreuen (das Weibliche zu befruchten) ist eines seiner wesentlichen Antriebsimpulse, und er möchte dafür anerkannt werden. Er kann sich überhaupt nicht vorstellen, dass sie sich Sorgen macht, und wenn doch, dann erfasst er das Ausmaß ihrer Sorgen und ihrer Enttäuschung, weil sie sich nicht gewürdigt fühlt, vermutlich nicht. Denn für ihn ist es selbstverständlich, eine Gelegenheit blitzschnell zu ergreifen, zu handeln (zu jagen), ohne sich darum zu kümmern, was das für Gefühle in sich selbst oder gar in anderen auslöst. Es entspricht einfach nicht seiner Natur, über die Gefühle nachzudenken, die sein Handeln auslöst, wenn er einen klaren Impuls hat, genauso wenig, wie es ihrer Natur entspricht, zu handeln, ohne vorher die emotionalen Konsequenzen aller zu bedenken. Was geschieht nun?

Er kommt heim, sie schweigt oder ist kurz angebunden, er zeigt ihr sein Werkzeug, sie denkt »Männer!«. Er versteht gar nicht, was sie hat, er ist doch da, und das Essen ist auch noch warm, und etwas in ihm zieht sich enttäuscht zurück, weil sie die positiven Auswirkungen seiner Handlung nicht erkennt, nicht die Freude, die er ihr jetzt machen kann. Er kann sie nicht befruchten, weil sie es nicht erlaubt. Sie fühlt sich nicht gesehen, nicht gewürdigt, er auch nicht. All das passiert unterschwellig, es scheint zu albern, um wahr zu sein, gleichzeitig zu bedeutungsvoll, zu festgelegt auf männliches und weibliches Rollenverhalten. Aber darum geht es nicht, sondern um die ganz tief in Mann und Frau angelegte Art, die Welt zu sehen und mit ihr umzugehen. Frauen sind Raumwesen, Männer sind Aktivitätswesen. Selbst wenn sie genau das Gleiche tun, so hat es für beide eine völlig andere Gewichtung.

Wenn dir das zu plakativ ist, dann mache dir klar, dass jeder Mensch natürlich beide Aspekte hat, beide Energien in sich trägt, mehr oder weniger gleichmäßig verteilt. Ich spalte die Energien hier so eindeutig auf, damit klar wird, was in der

Tiefe passiert. Denn genau hier liegt die Quelle für die größte falsche Erwartung, die ihr aneinander habt – die Erwartung, dass der andere so tickt wie man selbst. Tut er nicht. Er ist anders, komplett gegensätzlich. Gerade deshalb ist es ja so unglaublich spannend und erfüllend, sich zusammenzutun. Und gerade deshalb gibt es viel Stoff, für den man um Vergebung bitten darf, ohne sich deshalb in Schuldgefühlen zu winden.

Was könnte unser Paar nun also tun, um die Situation, die ja nicht schlimm ist, aber eben auch nicht so freudig, wie sie sein könnte (Hey, es gibt leckeres Essen und ein günstiges Werkzeug!), zu verändern? Das ist ganz einfach. Wenn beide anerkennen, dass sie beide etwas Gutes wollten, dass beide ihre gemeinsame Basis nähren und stärken wollten, wenn auch auf unterschiedliche Weise, dann gibt es nicht mehr viel zu vergeben. Dennoch dürfen sich die beiden für das, was sie im anderen unbeabsichtigt angerichtet haben, um Verzeihung bitten. Und sich gegenseitig dafür danken, dass sie Gutes füreinander tun wollten.

Wo sind denn eigentlich in diesem Beispiel die inneren Kinder? Wenn es so abläuft, wie oben beschrieben, könnte es sein, dass das innere Kind der Frau wütend und eifersüchtig wird. Denn er treibt sich nach Meinung ihres inneren Kindes im Baumarkt herum, wo sein inneres Kind ganz sicher Spaß hatte, während ihr inneres Kind sich langweilte und nicht spielen durfte. Sein inneres Kind fühlt sich gemaßregelt, wenn er zu Hause ankommt und statt Freude ein »Wo WARST du denn so lange?« erntet. Das kennt er von seiner Mutter.

Richtig Zunder bekommt das Ganze, wenn sie, statt grollend auf ihn zu warten, eine SMS schickt oder anruft: »Wo bleibst du denn?« oder auch nur »Alles okay?«. Und schon geht es los. Denn wenn er nicht ganz sorgsam auf sich selbst aufpasst, nicht sehr bewusst in Kontakt ist mit seinen Fluchttendenzen, sieht sie auf einmal tatsächlich aus wie seine Mutter, zumindest hört sie sich so an. Er fühlt sich auf der Stelle kontrolliert und gemaßregelt, in seinem Handlungsfluss gestört und eingeengt. Es ist fast nicht möglich, das zu verhindern, egal, wie zurückhaltend sie ihre Frage auch formuliert. Warum ist das so? Weil es stimmt. Die Frage reißt ihn aus seinem inneren Fluss. Er ist mit seiner Aufmerksamkeit bei seinem Vorhaben, er handelt, er ist konzentriert auf sein Ziel, er visiert die Beute an. Und dann kommt sie und will eine Statusmeldung von ihm. Das stört sowieso schon. Wenn dann auch noch ein vorwurfvoller Unterton mitschwingt, den sie beinah nicht vermeiden kann (schon gar nicht, wenn ihr das Ganze nicht einmal bewusst ist), dann fühlt er sich zurückgepfiffen, gebremst, in seinem Schaffensdrang gestoppt. Wie er es als Kind oft genug erlebt hat. Wenn Jungs spielen, vergessen sie die Zeit, sind voll in ihrem Tun. Das Feuer brennt, solange es brennt. Werden sie gestoppt, dann ist das für sie so, wie es für ein Mädchen ist, in einem Gefühlsausbruch unterbrochen zu werden, die Welle ist nicht durchgelaufen, sie ist noch nicht fertig. Das klingt schon wieder so plakativ, das weiß ich. Natürlich wollen auch Frauen nicht in ihrem Handlungsfluss unterbrochen werden, und selbstverständlich brauchen auch Männer ungestörte Zeit für ihren emotionalen Ausdruck. Das ist doch ganz klar. Aber beide stecken eine

Störung in diesem Fall leichter weg, fühlen sich nicht in ihrem ureigensten Ausdruck gestoppt.

Als Frau kannst du deine Arbeit leichter unterbrechen und wieder einsteigen, es ist nicht so schlimm, als wenn dein emotionaler Fluss von anderen ignoriert wird. Du fühlst dich, wenn deine Arbeit durch andere unterbrochen wird, nicht vollkommen missverstanden. Wenn du aber nicht zu Ende weinen, trösten, nähren, erspüren kannst, dann schon. Für einen Mann gilt das genau umgekehrt. Weil er sich als Feuerwesen über die Handlung ausdrückt und spürt, ist eine Unterbrechung wie eine komplette Nichtbeachtung seines Selbst. So, wie du dich als Hüterin nicht wahrgenommen fühlst, wenn deine Familie nicht zum Essen kommt. Ich scheitere hier, wenn du als Leser nicht bereit bist, diese unterschiedlichen Ausdrucksformen vollkommen ohne jede Wertigkeit anzuerkennen, es zumindest für möglich zu halten, dass es diese Unterschiede gibt. Egal, wie viele Beispiele ich bringe, ich brauche deine Offenheit, sonst funktioniert es an dieser Stelle nicht. Nimm es als Yin und Yang, als weibliche und männliche Energie, nicht als Männer und Frauen. Tendenziell aber denke ich schon, dass es legitim ist, anzunehmen, dass wir uns in diesen Punkten voneinander unterscheiden, es ergibt für dieses Buch einfach Sinn, davon auszugehen. Denn immer, wenn ich mit Männern spreche, bekomme ich diese Sicht bestätigt. Die Handlungswelle eines Mannes ist sehr viel stärker und zwingender als die einer Frau, so, wie die emotionalen Wellen einer Frau präsenter und stärker sind als die eines Mannes. Handelt dein Mann nicht, dann hat er sich eine Menge Asche in sein Feuer kippen lassen oder es schon lange nicht mehr gehütet.

Fühlt deine Frau nicht, dann hat sie sich sehr weit von ihrem inneren Raum abgespalten.

Was könnten die beiden aus dem Beispiel von weiter oben vereinbaren? Eine ganze Menge: »Bitte melde dich, wenn es später wird, auch wenn du es nicht verstehst oder es für unnötig hältst«, könnte sie ihn bitten. »Du brauchst es nicht zu verstehen, bitte tue es dennoch. Oder erlaube mir, wenn du es vergisst, dich anzurufen.« Und: »Bitte sieh mir nach, wenn ich nicht daran denke, weil mich die Begeisterung und der Tatendrang fortreißen«, könnte er antworten. Denn so ist es. Wenn die Handlungsimpulse kommen, dann wollen sie gelebt werden, genauso wie Gefühle gefühlt werden wollen. Männer können ihren Tatendrang genauso schwer unterdrücken oder für einen Moment zur Seite schieben wie eine Frau ihre Gefühle. Verstehe, der männliche innere Raum ist mit dem Vorhaben ausgefüllt, nicht mit den Gedanken an das, was sein Handeln für Folgen haben könnte. Er sieht nur jene Auswirkungen, die er plant, er konzentriert sich auf sein Ziel, nicht auf die Nebenwirkungen. Das ist seine Natur, das ist auch wichtig und richtig so, denn genau deshalb können Männer sich völlig fokussieren und eins werden mit ihrem Projekt. Das ist eine wesentliche Voraussetzung, wenn du erfolgreich jagen willst – ein Gnu oder eine Eizelle. Die Samenzelle fragt nicht, ob es den anderen Samenzellen auch gut geht und ob sie gut versorgt sind, während sie um ihr Leben auf ihr Ziel, die einzige Chance, zuschwimmt. Wenn Mann und Frau sich in ihren Bedürfnissen sehen und anerkennen, dann ist es leicht, die Dinge zu regeln. Wenn sie dann anruft, weil er vergessen hat, ihr Bescheid zu sagen, fühlt er sich zwar immer noch kontrolliert (aus diesem Film auszusteigen, ist fast unmöglich, sagen Männer von sich selbst), aber er erinnert sich an ihre Verabredung und erkennt die vermeintliche Kontrolle als ihr Bedürfnis nach Versicherung, dass alles gut ist, an. Er übernimmt Verantwortung für das, was sie braucht, indem er es ihr gibt, und versichert gleichzeitig seinem inneren Kind, dass er seine Freiheit und seinen Forscherdrang schützt.

Was könnten und sollten sie bereuen und sich gegenseitig vergeben?

Sie: den Groll darüber, dass er »spielen« war, statt pünktlich zu sein, den Groll darüber, dass ihr eigenes inneres Kind, für das sie ja zuständig ist, eifersüchtig war, ohne dass sie dafür die Verantwortung übernommen hat. »Verzeih mir bitte, dass ich wütend auf dich war, weil du nicht rechtzeitig zum Essen kamst, ich habe dir dadurch energetische Pfeile geschickt statt Liebe.« Und ihr inneres Kind könnte sie fragen: »Was brauchst du, warum bist du eifersüchtig, wie kann ich besser für dich sorgen?«

Er: seine Unachtsamkeit, mit der er ihre Verabredung zum Essen ignoriert hat. Übernimmt er damit nicht Verantwortung für ihre Gefühle? Nein, aber für das, was er in ihr auslöste. Denn er lebt ja mit ihr in einer Beziehung, und beide haben verabredet, ein gemeinsames Energiefeld aufzubauen, zu nähren, zu schützen und gesund zu halten. Unachtsamkeiten wie diese stören das gemeinsame Energiefeld, und deshalb gehören sie angesprochen. »Ich bitte dich um Vergebung dafür, dass ich nicht angerufen habe, um dir Bescheid zu sagen, und du dir deshalb Sorgen gemacht hast.« Seinem inneren Kind kann er sagen: »Sie meint nicht dich, du hast alles richtig gemacht, das ist nicht deine Mutter. Ich bin für dich zuständig, und sie hat recht, ich hätte anrufen müssen, ich, der Erwachsene. Damit du frei bist und keine kalte Dusche abkriegst.«

Und dann: »Danke, dass du gekocht hast und alles für einen gemütlichen Abend vorbereitet hast, der mir Kraft gibt.« Sie: »Danke, dass du dieses Werkzeug gekauft hast, dass du daran gedacht hast, mir den Schrank zu bauen.«

Erkennst du die vielen verschiedenen Ebenen? Niemand übernimmt Verantwortung für etwas, für das er nichts kann, niemand schiebt dem anderen die Schuld in die Schuhe. Jeder bleibt bei sich und klärt seine Seite der Angelegenheit. Die Gefahr des Verbitterns und der Enttäuschung ist gebannt, und wenn sich die Situation wiederholt, was natürlich passieren kann, dann können beide liebevoll und mit Humor damit umgehen. Ich rufe in einem solchen Fall meinen Partner an und sage ihm: »Schick bitte kurz dein inneres Kind spielen, damit es nicht grollt – kann ich mal den Mann sprechen?« Und dann: »Sag mal, erinnerst du dich dran, dass ich ein Raumwesen bin, von mir aus auch ein in deinen Augen kontrollierendes? Also – wo biste?« Dann lachen wir, und er sagt, wann er kommt, ich rechne eine halbe Stunde für weitere unvorhergesehene, nicht per SMS kommunizierte Feuerstöße drauf, weil ich ihn kenne, und alles ist gut. Fatal und gar nicht gut dagegen wäre es, wenn er darauf bestünde, dass ich dann, wenn er kommt, auf der Stelle Zeit für ihn habe, dass das Essen fertig ist oder was sonst verabredet war – ich plane meine Angelegenheiten genauso wie er seine und richte mich zwar nach ihm aus, aber nicht immer wieder neu.

Warum schreibe ich oben, dass die Frau gekocht hat und der Mann im Baumarkt war? Spiegelt das nicht auf das Langweiligste unser altes Rollenverhalten? Mag sein, aber darum geht es nicht. Hätte der Mann gekocht und die Frau wäre in den Baumarkt gefahren, dann hätte es kein Problem gegeben. Sie hätte ihm eine SMS geschickt, er hätte diese SMS für überflüssig gehalten, das wär es aber auch schon gewesen.

Die Werkzeuge des fünften Tores

- Du übernimmst Verantwortung für das, was du in deiner Beziehung verwirklichen willst, und sagst es dem anderen.
- Ihr trefft eindeutige Entscheidungen und Verabredungen darüber, wer wofür verantwortlich ist und wie ihr mit wichtigen Lebensthemen umgeht.
- Ihr erfahrt euch selbst als der Mann, die Frau, die ihr seid, und übt, euch aus dieser Position heraus auf Augenhöhe zu begegnen.
- Ihr feiert die heilige Hochzeit zwischen Mann und Frau.
- Ihr erkennt die unterschiedlichen männlichen und weiblichen Herangehensweisen und Prioritäten an und gebt euch gegenseitig eine echte Chance, euch ohne jede gegenseitige Wertung zu verstehen.

Das sechste Tor:
Wiedergutmachung leisten und annehmen
Der dunkle Drache:
Verweigerung durch Stolz

Weil ich dich liebe, will ich von
Tag zu Tag liebesfähiger werden,
damit mehr und mehr Liebe durch uns
verwirklicht werden kann.

Ihr seid durch viele Prozesse gegangen, habt bereut und vergeben, habt die Verantwortung für euer inneres Kind übernommen und einiges über das Erwachsenwerden und das Mann- oder Frausein gelernt. Jetzt kommt der größte Schritt, die Wiedergutmachung. Das ist ein starkes Wort, und es ist auch so gemeint.

Wozu dient Wiedergutmachung? Wiedergutmachung dient dem Aufbau neuen Vertrauens. Ihr habt euch gegenseitig verletzt, sonst bräuchtet ihr dieses Buch nicht, vielleicht durch viele Kleinigkeiten, vielleicht auch massiv durch Betrug oder etwas anderes Gravierendes. Ihr habt den Vorschuss an Vertrauen, den eine Beziehung braucht, dermaßen ausgenutzt, dass nicht mehr viel übrig ist. Wiedergutmachung bedeutet, ihr zeigt durch eure Handlungen, dass ihr voll und ganz bereit seid, tatsächlich die Schulden beim anderen zu zahlen. Ihr erkennt damit ausdrücklich an, dass ihr den anderen verletzt habt, und ihr würdigt seinen Schmerz und seinen Vertrauensverlust.

Wozu braucht es Wiedergutmachung, reicht nicht Vergebung? Nein. Weil der Schmerz des Verrates oder der Ausbeutung, der Schuldzuweisung oder was immer ihr euch angetan habt noch lange nachschwingt, selbst wenn ihr euch vergebt. Und dieser nachschwingende Schmerz braucht eine Chance, gelöscht zu werden. Damit der »Täter« (das schreibe ich nur der Einfachheit halber) einen echten Energieausgleich herstellt, damit seine Schuldgefühle sich auflösen, braucht er eine Chance, das Ganze durch eine Handlung wieder ins Gleichgewicht zu bringen. Denn auch die Verletzung geschah durch eine Handlung, und so will auch diese Ebene ausgeglichen werden. Und damit das »Opfer« neues Vertrauen aufbauen kann, braucht es Handlungen, die zeigen, dass sich die Dinge tatsächlich geändert haben. Um Vergebung zu bitten und zu bereuen sagt noch nichts darüber, wie die Dinge in Zukunft laufen, ob nicht neuer Schmerz zugefügt wird, neue Verletzungen geschehen werden.

Vergebung zu erlangen bringt die Dinge noch nicht ins energetische Gleichgewicht. In Frieden, das schon, aber nicht ins Gleichgewicht. Vergebung macht einen Strich unter die Angelegenheit, ihr könnt neu starten. Aber darüber, wie es nun weitergeht, sagt das noch nichts. Durch Vergebung wird auch noch kein neues Vertrauen aufgebaut. Vertrauen entsteht nur und ausschließlich, wenn ihr von nun an anders handelt. Deshalb ist es so schwierig, geradezu unmöglich, Selbstvertrauen mental zu trainieren, es ergibt einfach gar keinen Sinn.

> Wenn du dir selbst *vertrauen* lernen willst, dann benimm dich dir selbst gegenüber vertrauenswürdig, und halte das, was du dir selbst *versprichst*, auch ein. Es ist so einfach. Vertrauen entsteht durch das sichtbare Einhalten von Versprechen und Verabredungen. Und das Gleiche gilt in *Beziehungen*.

Wir sind dem anderen einfach noch etwas schuldig. Und weil wir das wissen, bietet uns die Wiedergutmachung eine großartige Chance, mit dem Thema und dem eventuellen Verrat abzuschließen.

Dem Partner, dem wir diese Wiedergutmachung leisten, bietet sie die Chance, uns neu zu vertrauen. Damit du bereit zur Wiedergutmachung wirst, musst du, das spürst du beim Lesen sicher, wirklich ganz ausdrücklich bereit sein, dein Unrecht anzuerkennen und dich verletzlich zu zeigen. Deshalb heißt der dunkle Drache »Stolz«. Denn sein eigenes Unrecht anzuerkennen und wiedergutmachen zu wollen kann man durchaus als Demut bezeichnen – aber nicht als Unterwürfigkeit oder Selbsterniedrigung! Demut bedeutet »dienstwillig«, und das musst du sein, wenn du Wiedergutmachung leisten möchtest – dienstwillig an eurer Beziehung. Du leistest ihr einen Dienst, weil du ihr etwas schuldig bist. Die wichtigste Beziehung, der du unbedingt Wiedergutmachung leisten solltest, ist aber nicht die zu deinem Partner, sondern natürlich die zu deinem inneren Kind.

Zunächst einmal: Deine Wiedergutmachung ist nichts als Schall und Rauch, wenn du dein verletzendes Verhalten weiter fortführst. Worin auch immer dein Versäumnis besteht, höre damit auf. Kannst du das nicht, weil es zum Beispiel aufgrund einer Sucht geschieht, dann suche dir Hilfe. Tust du das nicht, bist du auf den dunklen Drachen des Stolzes hereingefallen – der natürlich auch nur der Schmerzvermeidung dient, deshalb aber nicht minder zerstörerisch auf deine Beziehung wirkt. Frage denjenigen, dem du Wiedergutmachung schuldest, was er von dir braucht, sei es der Partner oder dein inneres Kind, und gewähre es ihm, wenn es irgendwie in deiner Macht steht. Steht es nicht in deiner Macht, dann sage das ehrlich, und bitte darum, dass du eine andere Art der Wiedergutmachung leisten darfst – meistens genügt es, mit dem verletzenden Verhalten aufzuhören und das zu tun, was du schon längst hättest tun sollen. Denn dein Partner liebt dich und will mit dir zusammenbleiben, sonst könntest du dir dieses Tor ja sparen. Auch dein inneres Kind liebt dich und gibt dir immer wieder eine Chance, aber nur, wenn es erkennt, dass du wahrhaftig gewillt bist, dich anders zu verhalten, also in echter Demut daherkommst. Warum ist das so schwer? Weil du durch deine Wiedergutmachung ausdrücklich und sichtbar zeigst, dass du deinen Fehler anerkennst, einsiehst und löschen willst. Du zeigst dich sehr verletzlich, wenn du Wiedergutmachung leistest, denn du lieferst dich dem anderen aus. Du gibst ihm etwas, zahlst deine Schulden und bist in diesem Moment sehr bloß. Die Masken des Stolzes und der Schmerzvermeidung hängen ungenutzt an der Wand. Du zeigst dich unverstellt, sonst würde die Wiedergutmachung nicht wirken. Wenn du die Dinge zähneknirschend und trotzig irgendwie in Ordnung bringen willst, damit endlich Frieden herrscht, dann kannst du es dir auch gleich sparen. Wichtig ist, dass du verstehst: Du kannst und du brauchst nur deinen Anteil wiedergutzumachen. Lass dir nicht die komplette Verantwortung in die Schuhe schieben, meistens tragen durchaus beide ihren Anteil. Das gilt allerdings nicht für dein inneres Kind. Dein inneres Kind trägt für gar nichts Verantwortung, eben weil es ein Kind ist.

Eine genauso große Herausforderung ist es, die Wiedergutmachung des anderen anzunehmen, sie anzuerkennen und es damit gut sein zu lassen. Du bist verletzt. Du hast dich hinter einer Mauer aus Abwehr verschanzt. Du hast dich ein wenig oder auch sehr verschlossen, um erneute Verletzungen zu vermeiden. Du grollst womöglich, und vielleicht schleicht sich auch ein wenig Selbstgerechtigkeit bei dir ein. Denn durch das Eingeständnis und die daraus folgenden Schuldgefühle des anderen hast du ein Macht- und Druckmittel gegen ihn in der Hand.

Um die Wiedergutmachung tatsächlich ganz und gar anzunehmen, brauchst du ein offenes Herz, und das heißt, du wirst beim Öffnen des Herzens deine Verletzung noch einmal spüren, vielleicht tiefer als je zuvor. Du schaust hinter die Mauer, die du selbst dann noch aufrechterhalten kannst, wenn du vergibst. Du kannst sehr wohl vergeben, den anderen aber nicht mehr an dich heranlassen. Erlaubst du Wiedergutmachung, dann erlaubst du dem anderen, dich zu berühren. Du lässt also wieder Nähe zu – und das in einem Bereich, den deine Amygdala ausdrücklich mit einer roten Flagge gekennzeichnet hat. Ist es ein Wunder, dass hier ein großer, fauchender, dunkler Drache über dich wacht? Stolz ist eine hervorragende innere Haltung, um nicht fühlen zu müssen.

Doch Liebe will geübt werden, Liebe zu leben braucht Mut, denn du fühlst dich verletzbar, es braucht Vertrauen, damit sie wachsen kann. Jeder von uns ist verletzt worden, jeder hat Vertrauensbrüche erlebt. Dennoch das Herz zu öffnen und tiefer, freier zu lieben ist ein großer Schritt, der jetzt ansteht, falls dein Partner vertrauenswürdig ist. So werde bereit, deine Unberührbarkeit abzulegen und wieder zu fühlen. Du wirst dadurch zu einem großartigen Geschenk an deinen Partner und an das Leben selbst.

Wer entscheidet, wie diese Wiedergutmachung aussieht? Natürlich der Geschädigte. Hast du zum Beispiel deinen Partner immer wieder kontrolliert, aus Eifersucht unter Druck gesetzt, weil dein inneres Kind oft verlassen wurde und sich deshalb panisch am anderen festkrallt – du selbst wirkst ganz vernünftig, aber schaue dir dein inneres Kind an! –, dann übernimm von nun an die Fürsorge für dein inneres Kind, und gewähre dem anderen Freiraum, auch wenn es dir Angst macht. Alles, was das innere Kind braucht, ist, nie wieder verlassen zu werden – nun, das ist doch eine leichte Übung, oder? Denn das brauchst du ja nur zu entscheiden. Du hast es in der Hand, ob dein inneres

Kind verlassen wird oder nicht, denn es braucht in jeder Sekunde dich. Wenn du dich selbst nicht mehr im Stich lässt, wenn du dir selbst und deinen Gefühlen und Impulsen auf erwachsene Weise (das heißt, ohne die Gefühle nach außen zu projizieren und dadurch andere zu schädigen, statt deinen Schmerz zu fühlen und dich darum zu kümmern) treu bist, dann hat das Kind zwar immer noch Angst, verlassen zu werden, aber es wendet sich damit an dich, nicht an den Partner. Und damit hören die Projektionen auf. Es hat immer noch Angst, wenn er zur Tür hinausgeht, wenn sie nicht da ist. Aber du weißt nun, dass du für dein inneres Kind sorgen musst, und du kannst es auch. Du beruhigst es, tröstest es und schickst es in den Zaubergarten, wenn sich das gut anfühlt – oder gar, auch das erleben wir oft, mit den Engeln nach Hause zurück ins Reich deiner Seele. Wenn dir das zu romantisch oder spirituell vorkommt, dann denke bitte daran, dass es für dein inneres Kind durchaus Engel gibt – oder hast du als Kind nicht ans Christkind geglaubt? Ich hoffe doch sehr … Weil dein inneres Kind an diese Kräfte glaubt, wirken sie auch bei ihm, so einfach ist das.

Nehmt euch nun bitte die Listen, die ihr in den vorigen Übungen geschrieben habt, jeder für sich. Schreibt nun ganz spontan und ehrlich eure Wiedergutmachungswünsche dahinter, übertreibt dabei ruhig. Was muss der andere eurer Ansicht nach tun, damit ein echter Energieausgleich stattfindet? Ihr könnt später noch einmal darüber nachdenken, ob eure Wünsche an den anderen nicht überzogen sind, das solltet ihr auch. Seid aber zunächst beim Schreiben so maßlos und ehrlich, wie ihr wollt, damit das, was ihr euch heimlich wünscht, ans Licht kommt.

Möglicherweise spürt ihr nun noch einmal, wie sehr ihr jeweils verletzt seid. Vielleicht aber erkennt ihr auch unabhängig voneinander, dass der Partner bereits ein Teil der Schuld abgetragen hat, einfach so, ohne große Worte.
Während du aufschreibst, welche Wiedergutmachung du haben willst, passiert etwas Magisches. Du öffnest dich dem anderen. Denn indem du eine Wiedergutmachung forderst, gibst du deinem Partner eine neue Chance. Verstehst du, wenn du die Nase voll hast und die Beziehung verlassen willst, dann bist du nicht mehr interessiert an Wiedergutmachungen. An Reue schon, damit dein Schmerz gesehen wird*, aber nicht an Wiedergutmachung. Du gehst sowieso. Wenn du dem anderen aber Bedingungen stellst, dann streckst du ihm die Hand hin.

In einer sehr schwierigen Situation, in der ich meinen Partner ganz klar verlassen wollte und auch musste, wenn ich meine Würde behalten wollte, fragte mich unsere damalige Paartherapeutin: »Was brauchst du, um zu bleiben?« Sie erkannte damals mehr Sinn in unserer Beziehung als ich, sie sah etwas in uns, das ich in diesem Stadium des Schmerzes nicht wahrnehmen konnte. Seine Wiedergutmachung bestand in der Hauptsache darin, dass er mich, wann immer ich durchdrehte und vor Schmerz tobte, hielt, die Verantwortung übernahm und

* Du weißt nun aber auch, was zu tun ist, wenn diese Reue nicht kommt – werde bereit, in Frieden mit dem zu kommen, was ist, egal, was der andere tut. Ich sehe deinen Schmerz, und du hast mein volles Mitgefühl, das darfst du dir selbst immer wieder sagen, dann aber: Ich bin bereit, in Frieden mit dem zu kommen, was ist.

auch dann blieb, wenn ich ihn anschrie, er solle verschwinden. Er blieb stehen, hielt nicht nur durch und aus, sondern hielt vor allem mich. Er drückte sich nicht eine Sekunde lang, indem er meinen Schmerz nicht ertrug, sondern blieb mit mir in Kontakt und zeigte mir, dass er da war, mich sah und mich und das, was in mir tobte, anerkannte. Nach und nach wurde es besser, ich kam in Frieden, konnte vergeben, und heute sind wir glücklicher zusammen, als ich mir das je habe träumen lassen. Sie hatte recht, unsere Therapeutin.

Diese Frage gebe ich also an euch weiter: Was braucht jeder von euch, um an dieser Stelle in der Beziehung zu bleiben, um hier nicht auszusteigen? Viele Paare sind zusammen, haben sich aber gegenseitig einige Teile ihrer Beziehung längst aufgekündigt, meist stillschweigend. Der andere weiß es nicht einmal. Nun, in jenen Bereichen fließt dann eben auch kein Leben mehr, die Beziehung wird seltsam leblos. Was braucht ihr, um in jeder Hinsicht mit eurem Partner zusammenbleiben zu können? Es wäre schade, wenn ihr bestimmte Lebensbereiche aus der Beziehung ausgrenzt, weil ihr keine Lösung findet, weil ihr euch an dieser Stelle nicht mehr vertraut und euch auch keine Chance gebt, dieses Vertrauen wieder aufzubauen.

Sechster Schlüssel

Ich gebe dir eine Chance, wenn du …

Nehmt euch also eure bereits geschriebenen Listen noch einmal hervor. Das könnt ihr gleichzeitig tun oder zu unterschiedliche Zeiten, macht es aber bitte getrennt voneinander. Lasst euch ein paar Stunden Zeit, und fantasiert maßlos herum. Was wollt ihr vom anderen?

Was soll er tun, damit du dich ihm wieder öffnest? Er soll auf einem weißen Pferd dahergeritten kommen und mit dir in den Sonnenuntergang reiten? Schreibe es auf. Ist das albern? Nein. Denn es zeigt nur die Ebene, auf der du verletzt wurdest, und das ist die Ebene der romantischen, jungen Frau, des Teenagers, der an den Märchenprinzen geglaubt hat, die Ebene der Unschuld und des unermesslichen Vertrauens, das alles gut wird.

Sie soll dir sagen und zeigen, wie stolz sie auf dich ist? Das zeigt, dass du dich in deiner Männlichkeit erniedrigt fühlst, dass du dich nicht anerkannt und gewürdigt fühlst, es zeigt, dass sie dir Asche in dein Feuer geworfen hat.

Er schläft nicht mit dir, weil sein inneres Kind in dir nur die strafende Mutter sieht? Deine Fantasie will als Wiedergutmachung, dass er dich von nun an leidenschaftlich begehrt, dir erotische Briefe schreibt und dich jeden Abend verführt? Die Ebene der Verletzung ist die der erotischen Frau, die sich über ihre sexuelle Ausstrahlung erlebt und wahrnimmt, die das Leben durch ihre Sexualität weitergibt – eine der stärksten Kräfte auf diesem Planeten. Bleibt sie unerfüllt, wirst du unglücklich, es lässt sich fast nicht vermeiden.

Versteht du, egal, wie klischeehaft und merkwürdig dir deine Fantasien der Wiedergutmachung auch vorkommen, sie zeigen nur die Ebenen, auf denen du verletzt bist. Schreibe alles auf. Dann erst komm die zweite Liste, die realistische.

Hier schreibst du auf: Was braucht es wirklich, was ist machbar und möglich, auf welche Weise könnten diese verletzten Ebenen befriedet werden? Weißes Pferd, Sonnenuntergang? Nun, möglich wäre es und sicher sehr heilsam, falls ihr reiten könnt. Aber vielleicht tut es auch ein romantisches Abendessen, ein Liebesbrief oder etwas Ähnliches. Du brauchst nicht darüber nachzudenken, ob der andere das überhaupt kann. Eine Wiedergutmachung darf ihn durchaus aus seiner Komfortzone herausholen, sonst ist es keine. Vielleicht wird sie dir nicht sagen, dass sie stolz ist auf dich, weil du sie sicherlich nur schwer darum bitten kannst (der Drache Stolz …). Aber du darfst ausdrücklich verlangen, dass sie aufhört, dich niederzumachen. Kein Sex? Dann gehe mit deinem Partner zu einem Tantra-Kurs oder einer Paartherapie, fordere eine echte Lösung ein, damit das Thema zumindest eine Chance auf Heilung bekommt. Der Unterschied zwischen Wiedergutmachung und Rache ist folgender: In der Rache willst du den andere verletzen. In der Wiedergutmachung gibst du ihm eine Chance. So achte bitte genau darauf, ob du wirklich Wiedergutmachung forderst, damit die Dinge besser werden, oder ob sich der Drache der Rache noch einmal meldet – dann ist dein Schmerz noch nicht genug gesehen und gewürdigt worden. Alles hängt davon ab, dass ihr euren Schmerz gegenseitig anerkennt. Der Lösungssatz ist: »Ich sehe deinen Schmerz, und du hast mein volles Mitgefühl.«

Wenn ihr euch diese Listen gebt oder sie besprecht, dann nimm bitte als derjenige, der etwas wiedergutzumachen hat, wahr, was gerade geschieht. Denn du bekommst eine neue Chance. Nutze sie, komme in die Handlung, egal, wie schwer dir das fällt. Dein Partner reicht dir die Hand und sagt dir, was er braucht, damit es gut weitergehen kann. Wenn du nicht erkennst, welch ein großartiges Geschenk das ist, dann hast du diese Chance vielleicht gar nicht verdient – es sei denn, der Geschädigte missbraucht seine Macht. Ihr habt im Augenblick im verletzten Bereich ein Machtgefälle. Einer hat dem anderen Unrecht zugefügt, Spiegel hin oder her.

Du hast es als Geschädigter in der Hand, Wiedergutmachung zu fordern, denn dein Partner liebt dich und ist bereit, sie zu leisten. Sonst würdet ihr euch ja nicht mit diesem Tor beschäftigen. Der dunkle Drache Stolz, der es hasst, ein Machtgefälle auszuhalten, in dem er nicht der Größere ist, faucht bedrohlich. Dieser Drache hasst es nicht nur, der vermeintlich Bedürftigere zu sein, er liebt es auch, das Machtgefälle noch zu verstärken, sich noch mehr Macht zu nehmen. Es liegt nun an dir, ob du tatsächlich »nur« Wiedergutmachung brauchst, eben damit die Dinge wieder gut sind, einen echten Energieausgleich, oder ob du den anderen bluten lässt, um dir deine Macht zu beweisen. Lass es sein, sonst musst du wieder Tor eins meistern: Anerkennen, was ist, nämlich dass du aus dem verletzten inneren Kind heraus handelst und Rache willst statt Wiedergutmachung.

Und nun kommt die größte Herausforderung dieses Tores:

Denn jetzt darf es gut sein. Wenn der Energieausgleich geschehen ist, dann lasst es los. Werft euch nicht immer wieder vor, was geschehen ist, sondern lasst es hinter euch – dazu dient der Ausgleich ja. Nehmt Abstand davon, die vermeintliche Macht auszunutzen, die euch das begangene Unrecht des anderen gegeben hat, nehmt den Ausgleich an, und lasst es damit ausgeglichen sein.

Wenn eine *Rechnung* bezahlt ist, dann ist sie bezahlt, der andere ist schuldenfrei. Es kann durchaus sein, dass der *Schmerz* in Wellen wiederkommt. Das darf er auch, er ist sicher vielschichtig. Aber macht euch nicht immer wieder neue *Vorwürfe*. Erkennt den Schmerz und den Vertrauensverlust an, tröstet und halte euch, aber lasst es gut sein. Fordert nicht immer wieder neue *Wiedergutmachung*.

Wiedergutmachung nährt euer Beziehungsfeld. Ihr fügt Energie in Form eines Geschenkes, einer Reise, eines Liebesbriefes, eines bestimmten Verhaltens hinzu, die ihr ihm, dem gemeinsamen Energiefeld, verweigert oder gar gestohlen habt. DARUM geht es bei diesem Ausgleich. Ihr nährt euer gemeinsames Feld, zeigt Präsenz, und ihr übernehmt tatsächlich Verantwortung dafür, dass ihr euch und eurer Beziehung emotionalen Schaden zugefügt habt. Warum auch immer das geschah, wozu auch immer es diente – auf der irdischen Ebene darf und sollte das wiedergutgemacht werden, damit auch die irdische Gefühlsebene in Frieden kommen kann. Denn auch das gehört zum Reifungsprozess: auf jeder Ebene Verantwortung zu übernehmen und auf jeder Ebene zu vergeben. Jede Ebene braucht ein anderes Werkzeug, und die menschliche Dimension eurer Beziehung braucht den Blumenstrauß, das romantische Abendessen, die Reise, die der eine alleine unternehmen »darf«, oder wie auch immer der Wunsch lautet. Besonders aber braucht es von nun an andere Verhaltensweisen, damit ihr euch nicht immer wieder im Kreis dreht. Auch die Tore eins bis sechs können eine Schleife bilden – aber, und darum macht es nichts, eine, die aufwärtsführt, also eine Spirale. Ihr werdet sicher immer wieder aus dem Kind heraus agieren, einfach deshalb, weil es sich gar nicht vermeiden lässt, denn wir sind nun einmal verletzliche Wesen und erlauben, wenn wir in einer Beziehung sind, dass uns der andere innig berührt. Aber ihr habt nun Werkzeuge, mit denen ihr ganz schnell erkennen, zurücknehmen, bereuen, um Vergebung bitten, selbst vergeben und wiedergutmachen könnt.

Mache bitte auch wieder gut, was du deinem inneren Kind zugemutet hast. Vielleicht hältst du es immer wieder viel zu lange in verletzenden Beziehungen aus, weil du nicht loslassen kannst, weil deine Angst, allein zu sein, für dich schlimmer ist, als es die Verletzungen sind, die dir zugefügt werden. Du erinnerst dich, deine Amygdala will Schmerz vermeiden. Dafür nimmt sie manchmal durchaus auch Schmerz in Kauf, nämlich den bekannten. Der Schmerz darüber, lieblos behandelt zu werden, ist nicht so groß wie die Angst, allein zu sein, zumindest nicht für dein inneres Kind. Wärst du als Kind allein gelassen worden, wärst du gestorben. Es kann also gut sein, dass du, um das wiedergutzumachen, was du dir selbst zugemutet hast, einiges in deinem Leben ändern darfst und auch musst.

Schreibe dir eine Liste mit all dem, was du an deinem inneren Kind wiedergutmachen solltest, schreibe all die Verhaltensweisen und Situationen auf, die dir nicht mehr dienlich sind, und sei dabei ganz ehrlich. Ja, natürlich hast du Angst davor, du brauchst nicht alles auf einmal umzusetzen. Hättest du keine Angst, bräuchte dich dein System ja nicht in dieser dich verletzenden Situation festzuhalten. Schmerz ist nicht so schlimm wie Angst, nicht für deine lebenserhaltenden Systeme. Dazu gebe ich dir einige Werkzeuge. Aber am wichtigsten und effektivsten ist es, so leid es mir tut, aus der verletzenden Situation auszusteigen, wenn sie sich nicht lösen und ändern lässt.

Wie erkennst du, ob eine Situation Gift für dein inneres Kind ist oder ob es hier einfach nur nichts zu suchen hat? Das ist ganz einfach. Nimm, wie weiter oben beschrieben, dein inneres Kind aus der Situation heraus. Das ist wirklich das Wesentliche.

Stelle dir die Situation vor, um die es geht, und schaue mit deinem inneren Auge (auch dein Gefühl oder ein klares Wissen kann dein inneres Auge sein), wo dein inneres Kind steht, was es macht, was es will und wie es ihm geht. Und dann, das machst du bitte immer, auch wenn alles gut ist, gehst du als Erwachsener in die Situation mit hinein und nimmst dein inneres Kind zu dir, sagst ihn, dass es zu dir gehört und dass du für es sorgst – und zwar nur du. Du allein bist für dein inneres Kind verantwortlich.

Im zweiten Schritt schaue nach, ob sich das innere Kind deines Partners bei dir befindet und dich zu seiner Mutter oder seinem Vater auserkoren hat. Wenn dem so ist, dann gehe zu ihm hin, und sage ihm: »Ich bin nicht dein Vater/deine Mutter.« Und dann rufst du Kräfte, die sich um das innere Kind des anderen kümmern können: die Schutzengel, Mutter Maria, das Krafttier des inneren Kindes. Warum brauchst du diese Kräfte? Weil dein Partner womöglich gar nicht in der Lage ist, die Verantwortung für sein inneres Kind zu tragen, oder weil er es nicht will. Das heißt aber nicht, dass du automatisch für ihn einspringst.

> Immer dann, wenn du in die *Mutter-* oder *Vaterrolle* gedrängt wirst, ist es unumgänglich, dass du das innere Kind des Partners in gute Hände gibst. Denn sonst kümmerst du dich darum – ob du willst oder nicht.

Du glaubst nicht an irgendwelche Kräfte? Das brauchst du nicht. Du gehst doch von der Annahme aus, dass es sinnvoll ist, die verschiedenen inneren Anteile als unterschiedliche Personen oder innere Archetypen darzustellen, sonst wärst du mir gar nicht bis hierher gefolgt. Also kannst du dir auch vorstellen, dass es in deinem Partner irgendeine Kraft gibt, die sich sehr wohl um das innere Kind kümmern kann, selbst wenn er es bewusst gar nicht will. Was ist falsch daran, sich diese Kraft wie einen Schutzengel vorzustellen? Dazu musst du nicht an Engel glauben, die Kraft, die du brauchst, wird schon wissen, dass sie gemeint ist. Und noch einmal: Kinder glauben an Engel. Und deshalb funktioniert das auch für das innere Kind. Es sind alles Wesensanteile. Gib ihnen ein Gesicht und einen Namen, dann kannst du mit ihnen arbeiten. Sie wirken sowieso, also können wir ihnen auch bewusst einen guten Platz geben.

Tue das bitte immer wieder, besonders, wenn es dein Partner so gern hätte, dass du in die Mutter- oder Vaterrolle schlüpfst. Schicke das innere Kind des Partners immer wieder in gute Hände, das ist wirklich wichtig. Und hole deines immer wieder zu dir.

Nun hast du die inneren Kinder also jeweils an einen guten Ort gebracht. Jetzt kannst du für dich entscheiden, ob die Situation die Frau/den Mann in dir erfüllt und nährt oder dich zumindest in die richtige Richtung führt. Vielleicht erkennst du auf der Erwachsenen-Ebene, wie wertvoll diese Situation für dich und dein Wachstum ist, wie wichtig es ist, Raum zu geben und zu halten, weil sich der andere gerade entwickelt, oder auch, dass du völlig überzogene Ansprüche an den Partner hattest – und an dich selbst. Dann bleibe. Wenn du aber spürst, dass du immer wieder in die Kind- oder Elternrolle gedrückt wirst, dass dir dein Partner gar nicht auf Augenhöhe begegnen will, dann denke darüber nach, ob das für dich auf die Dauer stimmig ist. Und wenn nicht, leite die Trennung ein, still, in dir, indem du die Möglichkeit und eventuell auch die Notwendigkeit anzuerkennen beginnst. Ja, das tut sehr weh. Aber ewig unerfüllt zu sein ist keine Liebe, sondern Abhängigkeit und dient euch beiden nicht.

Ich möchte dir eine innere Reise anbieten, mit der du gut spüren kannst, ob dich eine Situation schädigt oder einfach die bewusste Anwesenheit des Erwachsenen in dir erfordert.

Innere Reise

Zwiesprache am Feuer

Mache es dir bitte bequem. Erlaube dir, dich zu entspannen. Stelle dir vor, du gehst durch ein Tor, das dich in eine andere Welt führt, in eine Welt, in der du dir selbst in verschiedenen Formen begegnen kannst. Du kannst hinter dem Tor ein wenig spazieren gehen, dich ausruhen, die Landschaft und die Zeit mit dir genießen. In einiger Entfernung bemerkst du ein aufloderndes Lagerfeuer und gehst darauf zu. Du setzt dich ans Feuer, wärmst dich und spürst die Stille und die Magie dieses Moments. Stelle dir nun bitte vor, dein inneres Kind ist bei dir. Es kann bei jeder Reise anders aussehen, ein anderes Alter haben. Dein inneres Kind existiert in vielen verschiedenen Formen, aber das bist alles du. Nimm das Kind in den Arm, wenn es das erlaubt, und verbringe ein bisschen Zeit mit ihm. Auf einmal bemerkst du, dass noch eine Wesenheit bei dir am Feuer ist. Sie kann männlich oder weiblich sein, wild sieht sie aus, frei und ungezähmt. Sie kennt dich ganz genau und weiß besser als du selbst, was dir guttut und was nicht. Sie ist vollkommen unverfälscht, ohne Konditionierung, ganz und gar natürlich und echt, wie ein wilder, freier Mann oder eine wilde, freie Frau. Dieses Wesen begrüßt dich und dein inneres Kind, und du bemerkst, dass ihm dein inneres Kind sofort vertraut. Das Kind wandelt sich, während es mit der wilden Wesenheit in dir spricht oder sich in den Arm nehmen lässt, es wird stärker und glücklicher. Deine innere wilde Frau oder der innere wilde Mann nimmt nun das Kind in den Arm, hält es, und es beruhigt sich, schläft sogar ein. Das innere Kind schläft nun sanft und selig im Arm dieses Wesens, und du erkennst, es ist vollkommen in Sicherheit. Und weil das so ist, entspannst auch du dich noch tiefer. Jetzt rufe dir die Situation ins Gedächtnis, über die du mit dem Wesen reden möchtest, die Situation, für die du eine Antwort brauchst, und frage das Wesen, was zu tun ist. Vertraue bitte unbedingt deinem ersten Impuls. Es kann sein, dass du spürst »Halte dich fern« oder auch »Alles ist gut«. Vielleicht ist die Antwort kompliziert, vielleicht noch viel einfacher. Du spürst, wenn du diese Antwort bekommst, wie etwas in dir aufatmet, denn in Wahrheit weißt du das sowieso schon lange. Frage nun das wilde

Wesen in dir, wie eine Lösung aussehen könnte, wenn du eine brauchst, und vertraue darauf, dass du eine Antwort bekommst. Wenn nicht sofort, dann in ein paar Tagen. Lass dein inneres Kind ruhig noch schlafen, und komme wieder zurück durch dein Tor. Das Feuer und deine innere ungezähmte, unverfälschte Kraft warten jederzeit auf dich.

Wie kannst du Wiedergutmachung bei deinem inneren Kind leisten? Ganz einfach. Frage es, was es braucht, und gib es ihm. Wenn es ein Geschenk ist, dann kaufe ihm das Geschenk. Nicht nur in deiner Vorstellung, sondern tue es wirklich. Dein inneres Kind ist auch nicht nur eine Vorstellung, sondern ein sehr realer, fühlender und einflussreicher Anteil deiner Persönlichkeit. Egal, was dein inneres Kind will – um eines kommst du nicht herum, nämlich mit dem schädigenden Verhalten aufzuhören. Wenn du dich selbst immer wieder im Stich lässt, wenn du dein Heil in Partnern suchst, die dich verlassen und verletzen, wenn du versuchst, die alte Wunde, die deine Mutter oder dein Vater dir schlug, doch irgendwie zu heilen, indem du die gleiche Situation immer und immer wieder heraufbeschwörst, dann lerne, damit aufzuhören. Suche dir Hilfe, wenn nötig. Wir suchen uns immer wieder einen uns auf die gleiche Weise verletzenden Partner, weil das innere Kind den Kampf um die Liebe seiner Eltern doch noch zu gewinnen versucht. Und so holt es sich immer wieder neue Sparringspartner – und scheitert jedes Mal, es geht gar nicht anders. Schluss damit!

Verlass die Kampfarena!* Du kommst nicht darum herum, den Schmerz, nicht erwünscht zu sein oder nicht beachtet zu werden, zu fühlen. Halte dein inneres Kind, sei für es da, aber suche nicht mehr im Außen nach der Liebe, die dir deine Eltern nicht geben oder nicht zeigen konnten. Du kannst den Kampf um die Liebe deiner Eltern nicht gewinnen, auch nicht mit Stellvertretern. Gehe lieber ganz zurück in die verletzende Situation, und hole das innere Kind da heraus. Sei du für dein inneres Kind da, übernimm die Fürsorge, auch rückwirkend, denn für das innere Kind gibt es keine Zeit. Traumen in der Amygdala sind zeitlos, was sehr gut ist, denn dadurch können wir sie jederzeit in die Heilung bringen.

Reden wir über ein heikles Thema, das sicher der Wiedergutmachung bedarf: euer Sex. Der mich ja nun wirklich nichts angeht, aber es wäre schade, wenn wir nicht darüber sprechen würden, oder?

Ganz zu Beginn, noch im Vorwort, habe ich gesagt: Auch das innere Kind kann Sex nutzen, um sich Energie zu holen oder um sich beim Partner einzuschmeicheln, um sich zu versichern, dass alles in Ordnung ist. Was ist der Unterschied zwischen Sex auf Augenhöhe, also zwischen Mann und Frau, und dem Sex zwischen inneren Kindern oder Elternteil und innerem Kind? Denn auch dieser Sex kann sehr erfüllend sein. Allerdings fehlt ein entscheidender Faktor: die Schöpferenergie. Wenn man aus dem inneren Kind heraus mit dem anderen schläft, wenn man sich Energie vom Partner holt, weil der Vater einen nicht beach-

* Siehe Anhang.

tet, die Mutter einen nicht genährt hat, dann kann es durchaus wunderschön sein – es entsteht aber kein Energiegewinn. Ihr saugt euch gegenseitig aus, meistens bleibt einer irgendwie leer und seltsam enttäuscht zurück. In der schamanischen Lehre gibt es das komplizierte Wort »Qoudoushka«, und das meint die Energie, die entsteht, wenn sich das Männliche und das Weibliche mit ungefähr gleich hoher Intensität begegnen. Dann entsteht eine dritte Energie, die Schöpferebene. Dazu braucht es einen Partner, der die männliche, und einen Partner, der die weibliche Energie verkörpert (was nicht heißt, dass es unbedingt Mann und Frau sein müssen) und auf hohem Niveau halten kann. Das innere Kind kann das nicht, es ist gar nicht seine Absicht. Auch die innere Mutter oder der innere Vater hält keine sexuelle Energie, sondern nutzt diese Kraft, um zu nähren oder um zu schützen. Echte sexuelle Energie ist frei, das heißt, diese Kraft dient nicht dazu, Energiedefizite des anderen auszugleichen. Ein Funke entsteht, der etwas Neues schafft. Man kann durchaus Kinder zeugen, auch wenn man kein gemeinsames Schöpferfeld erzeugt, denn das biologische Leben muss robust sein, darf nicht vom Bewusstseinszustand der Eltern abhängen. Aber Qoudoushka, die sexuelle Schöpferenergie, entsteht nur, wenn beide ihre Energie frei in einen neuen Raum fließen lassen können, wenn sie sich nicht gegenseitig als Energiespender nutzen. Auch das kann natürlich sehr erfüllend und wichtig sein, manchmal sogar lebensrettend.

An einem Abend hörte ich, dass mein Vater ins Krankenhaus gekommen war, und drehte vor Angst fast durch. Ich bat meinem Partner, mit mir zu schlafen, um mich zu erden und um mich mit Leben zu erfüllen, was er auch tat. Das war aber weniger Sex, als eine Heilbehandlung, die den Heilenden jede Menge Kraft kostet. Selbstverständlich ist es ein riesiges Geschenk, dass wir uns gegenseitig auch auf diese Weise Energie geben können. Wir dürfen und sollten es nutzen, aber nicht einseitig und nicht nur, denn sonst bleibt die Beziehung, die durch sexuelle Energie lebendig erhalten und energetisch immer wieder gereinigt wird, auf der Strecke.

Schaut euch also auch eure Sexualität an. Wie fühlt ihr euch wirklich damit? Es ist schwierig, darüber zu reden, weil ihr euch nicht verletzen und beschämen wollt, weil ihr euch nicht das Gefühl geben wollt, nicht gut genug zu sein. Traut euch dennoch. Je ehrlicher ihr seid, je mehr ihr zugebt und anerkennt, dass euer inneres Kind womöglich Energie vom anderen abzieht, desto leichter fällt es euch auch, zuzugeben, dass ihr nicht immer erfüllt seid. Die Wiedergutmachungen auf der sexuellen Ebene hängen ganz davon ab, was ihr euch gegenseitig zugemutet habt. An dieser Stelle kann es wirklich sehr hilfreich sein, Seminare zu besuchen, einen Partnermassagekurs oder Tantra, außerdem gibt es natürlich auch Kurse in oben genanntem Qoudoushka.

Wie erkenne ich, ob das innere Kind die Sexualität nutzt, um sich zu nähren? Nun, ganz einfach. Frage es. Mache eine innere Reise, wie weiter oben beschrieben, und frage es einfach. Wenn es Ja sagt, frage, was es stattdessen braucht. Und das gib ihm.

Die Werkzeuge des sechsten Tores

- Ihr erkennt die Chance auf Wiedergutmachung als Chance für eure Liebe und euer Vertrauen zueinander an. Das bedeutet in erster Linie, das verletzende und schädigende Verhalten zu beenden.

- Ihr schreibt auf, welche Art der Wiedergutmachung ihr euch vom anderen wünscht.

- Ihr erkennst an, dass euch der andere ein Geschenk macht, indem er euch die Chance auf Wiedergutmachung zugesteht.

- Ihr überprüft, ob ihr tatsächliche echte Wiedergutmachung wollt oder ob der dunkle Drache der Rache wirkt.

- Ihr werdet ohne Umschweife bereit, das zu tun, was nötig ist, damit das verlorene Vertrauen wieder aufgebaut werden kann.

- Vor allen Dingen leistet ihr euch selbst, eurem inneren Kind, Wiedergutmachung und beendet euer euch selbst schädigendes Verhalten.

Das siebte Tor: Das Glück des inneren Kindes Der dunkle Drache: Angst vor Abhängigkeit

Weil ich dich liebe, erlaube ich mir selbst, dich zu brauchen, und zeige mich dir verletzlich und bedürftig, wenn ich es bin.

Wenn ihr in diesem Tor angekommen seid, habt ihr eine weite Reise hinter euch. Die Drachen, die euch hindern wollten, die vorigen Tore zu durchreiten, wurden erlöst, sind hell und licht geworden. Warum verwehrten sie euch eigentlich den Zugang, wozu dienten die dunklen Drachen? Nun, wir haben über die Schmerzvermeidung gesprochen – das ist das eine, aber es gibt noch einen anderen Grund. Wie alle Drachen, die auf sich halten, so hüten auch diese einen Schatz. Diesen Schatz hebt ihr, wenn ihr durch das letzte Tor hindurchgeschritten seid: die gegenseitige Heilung eurer inneren Kinder. Im letzten Tor gebt ihr euch gegenseitig freiwillig und voller Liebe das, was ihr euch, bevor ihr diese Reise unternommen habt, unbewusst oder auch bewusst erschlichen und gegenseitig abgetrotzt habt.

Ihr könnt euch vorstellen, dass das erst dann möglich ist, wenn ihr die Wunden, die ihr euch gegenseitig geschlagen habt, in die Heilung gebracht habt. Denn es ist etwas vollkommen anderes, ganz bewusst einen Raum zu erschaffen, in dem eure inneren Kinder heil werden dürfen und das bekommen, was sie brauchen, als sich gegenseitig unbewusst die Bedürfnisse der inneren Kinder zuzumuten und deren Erfüllung abzutrotzen.

Ein Beispiel: Du hast einen schwierigen Tag vor dir, ein Gespräch mit dem Chef oder mit einem Mitarbeiter steht an, du musst einen Vortrag halten, dir ist mulmig zumute. Dein inneres Kind zittert vor Angst, es fürchtet sich vor Auseinandersetzungen und vor dem Versagen, du bist gereizt, kurz angebunden, willst es hinter dich bringen oder wegrennen. Wie wäre es, wenn jetzt eine liebende Person auf dich zukäme und sagte: »Gib mir dein inneres Kind, ich hüte es, damit du frei bist, deinen Mann oder deine Frau zu stehen, ich pass auf das Kleine auf, und du gehst als Erwachsener in die Welt. Heute Abend bekommst du es zurück.«? Das kann ungeheuer befreiend wirken. Zaubergarten, Selbstfürsorge, all das ist wunderbar, aber manchmal ist es noch viel besser, wenn wir unser inneres Kind einfach in gute äußere Hände geben können. Natürlich ist das »nur« ein inneres Bild, aber ein sehr wirksames. Denn du weißt dich gehütet und von einem Menschen versorgt, dem du vertraust.

Eine meiner Schwestern brach sich neulich den Fuß, sie war gerade erst umgezogen und fühlte sich in ihrer Wohnung völlig überfordert. Ich konnte sie nicht besuchen, weil ich drei

Tage später ein Urlaubsseminar auf Teneriffa gab, es war eine blöde Situation. Ich bin die älteste Schwester, es fällt mir sehr schwer, mich nicht zu kümmern. Wir telefonierten, und ich sagte ihr: »Gib mir doch dein inneres Kind in Obhut, solange du dich so überfordert fühlst. Ich pass auf die Kleine auf, und wenn du wieder stabil bist, gebe ich sie dir zurück.« Wir machten eine kurze innere Reise, und ich schickte ihre Kleine zusammen mit meiner in meinen Zaubergarten. Die beiden kennen sich gut, sie sind ja Schwestern. Es war wirklich beeindruckend, wie anders sie sich plötzlich fühlte. Sie konnte ganz und gar erwachsen sein und sich um sich selbst kümmern. Ihr inneres Kind, das völlig überfordert gewesen war, war in guten Händen. Wir konnten das Ganze noch verstärken, denn sie näht gern, und ich habe eine von ihr genähte Puppe. Ich sagte ihr, dass ich diese Puppe stellvertretend für ihr inneres Kind jetzt an einen guten Ort bringen würde, und das tat ich – zur Puppe, die mein eigenes inneres Kind verkörpert. Ich setzte die beiden in eine Puppenwiege, die ich als Kind geschenkt bekommen hatte und die ich sehr liebe.

Sollte meine Schwester nicht lernen, sich um sich selbst zu kümmern? Nun, indem sie um Hilfe bat, kümmerte sie sich um sich selbst. Und normalerweise schaffte sie es ja auch allein. Aber in Ausnahmefällen und in Extremsituationen ist es ein wundervolles Geschenk, wenn sich ein anderer um das innere Kind kümmert – bewusst und zeitlich begrenzt, vor allem nur nach Absprache. Der dunkle Drache ist die Abhängigkeit, denn es ist sehr verführerisch, dem Partner das eigene innere Kind in die Hand zu drücken und die Verantwortung abzugeben. Auch die Verantwortung allzu bereitwillig auf sich zu nehmen, um sich gebraucht zu fühlen, dient hier nicht. Wenn ihr euch gegenseitig in eurer Heilung unterstützen wollt, dann braucht ihr ganz klare Regeln und Absprachen und die unbedingte Bereitschaft, jederzeit die Verantwortung zurückzunehmen beziehungsweise das Vertrauen nicht auszunutzen. Fremde innere Kinder haben nichts in deinem Zaubergarten zu suchen, sie haben einen eigenen – aber für eine begrenzte Zeit dürfen sie auf Urlaub zu dir zu Besuch kommen.

Wie kann dieses gegenseitige Glücklichmachen aussehen?

Wenn ich ein Seminar gegeben habe, also sehr lange in der Seminarleiterrolle war, mein inneres Kind währenddessen im Zaubergarten sicher und geschützt wusste, aber kaum Kontakt mit ihm hatte, wenn ich also lange Zeit verantwortlich und erwachsen sein musste, für mich und für andere, dann brauche ich einen sehr sicheren Raum, in dem ich das innere Kind rauslassen kann. Habe ich diesen Raum nicht, dann wird es nörgelig, traurig, jammernd, ich rutsche in ein komisches Opferbewusstsein und fühle mich selbst nicht mehr. Wenn unser Seminar zu Ende ist, albern Mike und ich immer miteinander herum. Wir machen »Kindersachen«, wir reden Unsinn, rangeln miteinander, ziehen Grimassen, was immer den inneren Kindern einfällt. Gibt es einen Hafen am Seminarort, gehen wir Schiffchen gucken, weil das Mikes innerem Kind so gefällt, ich mache gern merkwürdige Geräusche, während wir spazieren gehen, wie das Kinder eben tun. Wir mögen unsere inneren Kinder, und die beiden mögen sich auch – aber nur, weil wir uns nicht ungefragt füreinander verantwortlich machen und die dunklen Seiten des anderen ausbaden müssen!

Zappelt mein inneres Kind herum und zieht alberne Grimassen, dann ist das sehr süß – aber nur solange es den anderen nicht nötigt, etwas zu tun, das ich selbst tun muss. Das innere Kind hört sofort auf, süß zu sein, wenn es sich der Steuererklärung verweigert, weil es nicht weiß, wie es anfangen soll, und deshalb herauszögert, hadert, jammert, schimpft, statt die Dinge anzupacken. (Noch einmal zur Erinnerung: Das innere Kind hat bei Erwachsenendingen nichts zu suchen. Musst du die Steuererklärung machen, bringe es in den Zaubergarten, lass es dort spielen, und kümmere du dich als Erwachsener darum – dein inneres Kind ist überfordert und zwar zu Recht.)

Wenn ihr euer inneres Kind selbst gut versorgt und es nicht dem anderen zumutet, dann macht euch das den Weg zueinander frei. Denn nun, gerade weil ihr es nicht müsst, könnt ihr auf eine Weise füreinander da sein, von der ihr vielleicht nicht einmal zu träumen gewagt habt. Ihr habt nun die Wahl, euch ganz bewusst in das Elternselbst hineinzubegeben, wie in eine Rolle, die ihr spielt, um dem anderen das zu geben, was er als Kind nicht hatte oder zu wenig bekam. Du kannst zum Beispiel das innere Kind deines Partners ins Bett bringen und ihm eine Gutenachtgeschichte vorlesen, wenn dein Partner einen schweren Tag hatte – vorausgesetzt, du hast gerade die Kraft dafür und es macht dir Freude. Findest du das albern, dann nur, weil du noch nicht erlebt hast, wie unglaublich nährend und heilsam das sein kann. Dieses sogenannte Nachnähren kann sehr weit gehen. Ich erzähle euch das nur, damit ihr erkennt, wie groß der Schatz ist, den ihr in den Händen haltet. Ihr könnt euch geradezu verabreden, um Eltern-Kind-Sessions abzuhalten, mit klaren Zeitvorgaben und klaren Absprachen. In der psychologischen Arbeit gibt es eine Technik, in der man dem inneren Kind des Partners die Flasche gibt oder es sogar an der Brust saugen lässt, auch als Mann kann man das für die Partnerin tun. Die wenigsten Paare gehen so weit, denn es setzt jede Menge Vertrauen voraus, und es gilt nicht nur, eine immense Schamgrenze zu meistern, sondern die gesamte eigene Bedürftigkeit anzuerkennen und zuzugeben. Die heilende Wirkung aber ist immens.

Es gibt eine wunderschöne Übung für das innere Kind, welche ihr vielleicht zusammen ausprobieren möchtet, sie kann sehr heilsam sein und nährt euch beide an jener Stelle, an der ihr als Kind vielleicht nicht genug bekommen habt:

Übung

(Urheberin: Vatika Jacob, Vision der Freude)
Macht es euch bequem, einer von euch wechselt nun ganz bewusst in das Elternselbst, der andere in das innere Kind. Atmet ein paar Mal tief durch, macht eine Zeit aus, damit das Ganze einen rituellen Charakter bekommt und sich niemand ausgenutzt fühlt, besonders dann nicht, wenn ihr zu Abhängigkeiten neigt (und wer tut das nicht …).
Lass dich als inneres Kind in den Arm nehmen. Lege dich dazu ganz bequem in die Arme deines Partners oder deiner Partnerin, und lass dich darauf ein, nun be-

wusst das innere Kind zu rufen. Sicher spürst du, dass du dich auf einmal anders fühlst, kleiner, weicher, vielleicht schämst du dich auch, oder etwas in dir will flüchten – bleibe da, und atme. Lass dich nähren. Stellvertretend für deine Mutter oder deinen Vater bekommst du nun von deinem Partner Botschaften, die du als Kind gebraucht hättest.
Der »Elternteil« beginnt nun, positive Botschaften auszusprechen, je nachdem, welche das innere Kind braucht und hören will:

Bei mir bist du sicher, ich beschütze dich.

Ich liebe dich, und ich freue mich, dass ich für dich sorgen kann.

Deine Gefühle sind wichtig, du darfst fühlen, was du fühlst.

Ich helfe dir dabei, groß und stark zu werden – auf deine Weise.

Ich liebe dich – du brauchst es mir nicht recht zu machen. Ich bleibe bei dir, egal, was du tust.

Ich bin stolz auf dich.

Ich sorge für dich, nicht du für mich.

Ich nähre dich gern mit meiner Liebe und mit allem, was ich für dich habe.
Du darfst sagen, was du brauchst, und ich sorge dafür, dass du es bekommst, wenn es in meiner Macht steht.

Du darfst dich zeigen und bemerkbar machen, wann immer du willst.

Du bist bei mir in guten Händen.

Es macht mir Freude, dir meine Liebe zu schenken.

Du kannst mich nicht enttäuschen, ich will dich, so, wie du bist.

Was du auch tust, du bist meine Tochter (oder mein Sohn).

Was ich auch tue, du bist mir das Wichtigste, und ich bin immer für dich da.

Ich werde dich niemals verlassen, egal, wohin das Leben uns führen wird.

Dann frage das »Kind«, welche Botschaften es noch einmal hören möchte, vielleicht gibt es auch andere, sehr persönliche, individuelle Sätze – seid so ehrlich wie möglich, damit das Kind wirklich bekommt, was es braucht. Wichtig ist zu verstehen: Das ist eine ÜBUNG, kein Ver-

> sprechen deines Partners an dich oder dein inneres Kind, sondern ihr nährt stellvertretend eure inneren Kinder nach. Es kann auch für das Elternselbst sehr nährend sein, wenn die Liebe zum Kind ganz frei fließen darf.
> Nach einer vorher bestimmten Zeit übernimmt der eine bitte wieder die Verantwortung für sein inneres Kind, und der andere zieht sich aus der Rolle des Elternselbst zurück, ihr löst die Verbindung und trennt euch wieder. Dann teilt euch in einer Rederunde mit, wie es euch ergangen ist, was ihr gefühlt oder gedacht habt, und wechselt die Rollen, wenn sich das für euch gut anfühlt. Es kann auch sein, dass es sinnvoll ist, den Wechsel an einem anderen Tag zu vollziehen, damit ihr beide nachspüren könnt.*

Das kommt euch alles zu komisch vor, ist euch zu viel? Nun, ihr leistet euch schon einen großartigen Dienst, wenn ihr aufhört, euch gegenseitig den Spaß zu verderben. Und ihr übernehmt bereits sehr viel Verantwortung für euer jeweiliges inneres Kind, wenn ihr das nicht mehr erlaubt.

Ein Beispiel: Gestern war ich im Stall, wir haben seit wenigen Wochen eine Stute, um die wir uns kümmern. Ich habe zwar schon einige Male mit Pferden zu tun gehabt, aber ich

* Möchtest du diese Übung für dich allein machen, so nutze bitte Vatika Jacobs CD *Heilmeditation für das innere Kind*, du bekommst sie hier: www.vision-der-Freude.de oder www.surya-institut.ch.
Diese Übung wurde von Vatika kreiert, ich habe nur die Botschaften ein wenig verändert.

bin noch nie selbst für eines verantwortlich gewesen. Ich holte sie von der Koppel, putzte sie und war mir sehr bewusst, dass ich noch viel im Umgang lernen musste. Doch ich hatte diese emotionale Verbindung zu ihr, spürte, wir kommen schon klar, ich vertraute ihr, gab ihr einen Vorschuss. Ich lud sie in eine Beziehung mit mir ein, das sagte ich ihr, und ich bin sicher, sie spürte es.

Alles war gut, bis ein sehr erfahrener Pferdebesitzer daherkam – sehr nett, aber sehr bestimmend. »Ich hab da was gesehen, das du anders machen kannst, das will ich dir zeigen«, sagte er, und es klang wirklich sehr nett und hilfreich. Er meinte es auch so. Und recht hatte er auch. Deshalb war ich nicht vorbereitet. Denn nach fünf Minuten hatte ich das Gefühl, überhaupt keine Ahnung zu haben, alles falsch zu machen und statt einem sozialen Wesen, das eine sanfte Seele hat und gefühlt werden will, ein Grenzen testendes Miststück vor mir stehen zu haben. »Die lehnt sich nicht an dich, weil sie dir Vertrauen schenkt, sondern sie zeigt dir, wer wen zuerst bewegt«, sagte er noch, dann hatte ich endgültig den Spaß verloren. Denn das, was ich naiv für Vertrauen und Zuneigung gehalten und auch gespürt hatte, war es anscheinend nicht. Sie wollte nur Grenzen testen, nicht kuscheln. Nun kann man mir gern vorwerfen, ich wäre eine romantische, naive Träumerin. Das stimmt auch, aber nicht nur. Ich dachte, ich könnte ganz gut unterscheiden, was ich fühle und was ich gerne fühlen würde. An einer anderen Stelle spürte ich durchaus sehr deutlich, dass sie »Herrin« sein wollte, und hatte überhaupt keine Mühe damit, die Kontrolle und Führung zu übernehmen. Das ging nicht anders, denn sie ist nun einmal viel größer als ich und kann deshalb nicht machen, was sie will, wenn unsere Beziehung einen Sinn haben soll.

Ich fuhr heim, war sehr niedergeschlagen und dachte daran, alles hinzuwerfen. Ich schlief sehr schlecht, irgendwie war plötzlich alles grau. Bis ich es verstand. Da hatte mir jemand meine Wahrnehmung abgesprochen. Und ich hatte es erlaubt. Ich hatte weder mein inneres Kind noch dieses Pferd geschützt, indem ich erlaubte, dass jemand das, was ich fühlte, unsere spezielle Art der Kommunikation, dermaßen in Frage stellte. Und das, obwohl ich lange Zeit Aufstellungen mit Tieren gemacht habe! Ich habe erlaubt, weil ich wirklich von vielem keine Ahnung habe, dass das, was ich aber weiß, in Frage gestellt, gar als falsch gewertet wurde. Sicherlich wollte mir der nette Herr etwas beibringen. Aber genauso sicher ist, dass sein inneres Kind nicht einfach einmal nur kuscheln und schmusen darf, sonst hätte er wahrgenommen, was wirklich passierte, und es sich vielleicht sogar mit stiller Freude einfach angeschaut.

Heute fuhr ich zum Stall, ich bat mein Pferd um Entschuldigung, dass ich nicht auf unsere feine, weiche Kommunikation vertraut hatte, und ich spürte, dass es am Tag zuvor weniger um echten Kontakt gegangen war als um einen Machtkampf. Wer führt wen, wer bewegt wen? Das ist sicher eine wichtige Frage im Umgang mit Herden- und Fluchttieren, aber nicht die einzige. Wir können uns auch in der Mitte treffen, das Pferd und ich, und einen gemeinsamen Weg finden. Denn ich bin ein mehr oder weniger bewusster Mensch, mit mir darf es anders sein. Ich bin kein Pferd. Das klingt naiv, aber nur für die Ohren derer, die nicht spüren, was für eine weibliche, sanfte Seele diese Stute hat und wie wichtig es ist, dass sie an dieser Stelle abgeholt wird. Sie ist ungeheuer stark, ist es gewohnt, Baumstämme aus dem Wald zu ziehen. Aber nicht nur. Sie ist ein Grenzen testendes Miststück, vielleicht. Aber nicht nur. Sie ist auch eine Mutter, die ihre Kinder viel zu früh abgeben musste, sie ist ein so sanftes Wesen, dass ich in Tränen ausgebrochen bin, als ich sie zum ersten Mal gesehen habe. Was mir nun wirklich nicht bei jedem Pferd passiert.

Was war geschehen? Der kompetente Pferdebesitzer ist Ingenieur, wie mein Vater. Er stellt das, was ich fühle, als, nun ja, nett ausgedrückt, ein wenig zu weiblich, sprich emotional dar – wie mein Vater. Mein inneres Kind hatte gar keine Chance.

Warum dieser gedankliche Ausflug in den Pferdestall? Weil das jeder kennt: Du machst etwas voller Freude auf deine Art, sicher nicht besonders geübt, aber du hast deine Lösung gefunden, und sei es, dass du einen Nagel in die Wand schlägst, um endlich dieses Bild aufzuhängen, das dich so berührt. Hammer, Nagel, fertig, denkst du. Doch nein, dein Partner sieht das anders. Bohrmaschine. Hohlraumdübel. Wasserwaage. Staubsauger. Möbel rücken. Und weil das Werkzeug in der Werkstatt ist, machen wir das lieber morgen. Nun, du weißt, was mit »morgen« gemeint ist. »Aber ich könnte doch einfach diesen Nagel …«, sagst du ein bisschen schüchtern. Doch der Spaß ist dir schon vergangen. Du selbst teilst genauso aus: »Mach das doch so, so geht es viel einfacher …« Nun, innere Kinder wollen selbst herausfinden, wie sie etwas anpacken und meistern können. Forscherdrang, der Stolz, etwas allein geleistet, eine eigene Lösung gefunden zu haben, machen doch die Freude am Leben aus. Es geht nicht immer darum, etwas richtig zu machen, sondern Freude dabei zu haben.

Wenn ihr euch gegenseitig den Spaß verderbt, dann vereinbart bitte unbedingt Folgendes: »Ich mach es auf meine Art. Wenn ich nicht weiterkomme, bitte ich dich um Hilfe. Nimm es mir bitte nicht aus der Hand.« Dass damit natürlich nicht gemeint ist, dass du spaßeshalber ein paar Starkstromleitungen verlegst, ist ja wohl klar. Doch wie oft könnten wir durchaus ein bisschen loslassen und kindliche Neugier und Abenteuerlust erleben? Es ist so befriedigend, wenn wir etwas meistern, das wir eigentlich gar nicht können, eine Lösung finden. Das innere Kind ist stolz und zufrieden, und alles ist gut. Andernfalls zieht sich dein inneres Kind aus der Sache raus. Du »machst es richtig«. Aber wozu? Schaust du dann auf dieses Bild, siehst du nur die Hohlraumdübel und das Werkzeug, die immer noch irgendwo herumliegen.

Was bedeutet »Glück« für das innere Kind? Wenn wir ihm heute das geben, was es früher gebraucht hätte, und ihm heute keinen neuen Schmerz mehr zufügen. Wenn es aber doch verletzt wird, was einfach passieren kann, dann können wir uns gegenseitig halten und uns trösten, nähren und voller Mitgefühl wahrnehmen, was ist. Das geht natürlich nur, wenn wir uns erstens erlauben, etwas zu brauchen, und wenn wir zweitens im anderen einen sicheren Hafen haben, der uns bei Bedarf schützt und nährt. Fehlt einer dieser Faktoren, dann findet keine Heilung statt. Wenn wir allzu sehr gewöhnt sind, alles mit uns allein auszumachen, weil niemand da war, als wir dringend Hilfe benötigt haben, dann ist das verständlich, aber nicht hilfreich. Das, was unser Überleben gesichert hat, hindert uns nun daran, tiefer zu genesen. Der dunkle Drache heißt »Angst vor Abhängigkeit«. Denn es ist in erster Linie die Angst vor der Abhängigkeit, die uns daran hindert, uns gegenseitig zu vertrauen und uns um Hilfe zu bitten.

Was ist, wenn dir dein Partner auf einmal das gibt, was dein inneres Kind so ersehnt? Wirst du nicht auf der Stelle total verletzlich, berührbar – ja, eben abhängig? Was machst du, wenn er dich dann doch irgendwann verlässt? Willst du wirklich so sehr vertrauen, dich so sehr hingeben? Alles scheint besser, als noch einmal die Erfahrung zu machen, verlassen zu werden, denn das hast du schon einmal nur knapp überlebt. Nie wieder willst du dich so innig binden, dich so auf jemanden einlassen wie auf die geliebte Mutter oder den geliebten Vater, die dich auf welche Weise auch immer im Stich gelassen haben und dich damit so tief verletzt haben, dass es ein Wunder ist, dass du weitermachen konntest. Was auch immer deine Geschichte ist, die Erfahrung des Verlassenwerdens teilen wir zumeist.

Wie kannst du eine neue Entscheidung treffen, die Entscheidung, dich tiefer auf dich selbst und seine Bedürftigkeit einzulassen, als du es je wieder tun wolltest? Es braucht Mut, geradezu Verwegenheit, neu zu vertrauen und dich auch in jenen Lebensbereichen zu öffnen, die du aus gutem Grund ganz fest unter Verschluss gehalten hast. Doch du hast einen unschlagbaren Verbündeten an deiner Seite, jemanden, der früher, als du klein warst, noch nicht zur Verfügung gestanden hat – und das bist du selbst.

Nur wenn du wirklich für dich selbst da sein kannst, bist du in der *Lage*, dein inneres Kind jemand anderem anzuvertrauen, denn nur dann weißt du, egal, was *passiert*, du kannst dich auch selbst halten.

In Extremsituationen gilt das nicht, das ist klar. Wenn du aus einem brennenden Haus gerettet werden willst, dann musst du dich dem Feuerwehrteam anvertrauen. Dann bist du ihm voll und ganz ausgeliefert. Du kannst dich selbst eben nicht mehr halten. Doch in Lebensgefahr schaltet die Amygdala um. Der Wunsch, am Leben zu bleiben, ist größer als die Angst, verletzt und fallen gelassen zu werden. Maximale Schmerzvermeidung ist ihr Credo, und je nachdem, welcher Schmerz und welche Angst überwiegen, vermeidet sie einmal die eine, einmal die andere Situation. Die Angst, wieder verraten und fallen gelassen zu werden, ist im Normalfall größer als die innere Not der Einsamkeit, weil du dich verschlossen hast. Also bleibst du im Schneckenhäuschen, bist aber sicher.

Wie treffen wir die Entscheidung, uns in unserer Bedürftigkeit neu anzuvertrauen? Zunächst müssen wir diese Bedürftigkeit erst einmal anerkennen. Bist du auch der Meinung, wie es in »spirituellen Kreisen« gelehrt wird, dass du alles, was du brauchst, in dir findest? Du bist nicht bedürftig, das ist nur ein Mangelprogramm, das es auszumerzen gilt? Ist nicht Bedürftigkeit geradezu armselig? Wir schämen uns, wenn wir etwas brauchen, dabei nutzen wir die Ressourcen, die uns die

Erde anbietet, in jeder Sekunde, sonst würden wir sterben. Als Menschen sind wir zutiefst davon abhängig, dass wir genährt werden: mit Sauerstoff, mit gesunder Kost, mit Wasser, mit Licht, mit Wärme ... Ist es denn so abwegig, dass wir auch emotionale Nahrung brauchen? Wir wissen, dass Babys trotz guter Ernährung sterben, wenn sie nicht gehalten und gestreichelt werden. Als soziale Wesen brauchen wir die Nähe zu anderen. Wir müssen gesehen werden, damit wir uns selbst spüren. Wir brauchen jemanden, der uns bestätigt: »Du bist real, ich bin in gegenseitiger Wirkung mit dir, du kannst etwas in mir bewirken und berühren und ich in dir.« Kinder brauchen nicht »einfach Aufmerksamkeit«. Sie brauchen die Bestätigung, dass sie etwas in dir auslösen, das sie mit dir in Kontakt sind. Deshalb ist es so lieblos und unsozial, wenn wir dem anderen »nur Spiegel sind«, statt uns selbst berühren zu lassen. Es ist ziemlich unnatürlich, nicht berührt zu sein. Wir wollen das emotionale Drama in uns selbst vermeiden, das ist auch richtig so, aber nicht, indem wir uns gar nicht mehr berühren lassen, oder? Echte Gelassenheit ist eine hohe Kunst und eine hervorragende Errungenschaft. Doch auch in der echten Gelassenheit bleibst du berührbar, du enthältst dich nur dem Drama.

Wir finden als Menschen nicht alles in uns selbst, sonst könnten wir autark Sauerstoff produzieren. Diese Idee der völligen Unabhängigkeit ist schon im Ansatz nicht besonders sinnvoll. Ursprünglich war damit etwas sehr Gutes gemeint: Suche nicht im anderen, im Außen, was du in dir selbst entwickeln kannst und deshalb auch solltest! Nimm keine Pillen, die deine Verdauung regulieren, damit dein Darm nicht träge wird – außer, er kann es eben nicht mehr. Nimm deinem Körper nichts von dem ab, was er selbst leisten kann. Suche erst einmal in dir selbst nach einer Lösung. Bemühe zunächst deine eigenen Kräfte, seien sie körperlich, emotional, mental oder spirituell. Es war Erich Fromm, der dem Gedanken von Freud – wir sind letztlich triebhafte Wesen und gesteuert von unbewussten Vorgängen – und dem Gedanken von Marx – die Gesellschaft und besonders das bestehende Wirtschaftssystem formen die Persönlichkeit des Menschen – ein in der Psychologie bahnbrechendes Element hinzufügte: die Freiheit, sich für ein bestimmtes Verhalten zu entscheiden, und damit die Selbstverantwortung. Aber nicht als neue Gottheit, nicht als Credo. Es ist sehr viel selbstverantwortlicher, zuzugeben, dass wir etwas brauchen, und uns dafür zu öffnen, sodass wir es bekommen, als unsere Bedürfnisse zähneknirschend zu kontrollieren. Noch einmal: Selbstverständlich sind wir für sehr vieles selbst zuständig. Es gibt sehr viele innere Kräfte, die es zu entfalten gilt. Wir sind erwachsen, wir können sehr viel für uns selbst tun. Die Projektionen unsere Bedürfnisse nach außen hindern uns daran, erfüllende, gesunde Beziehungen zu führen. Doch das völlige Kontrollieren jedes Bedürfnisses ist genauso wenig hilfreich.

Das innere Kind glücklich zu machen ist keine komplizierte Angelegenheit, die merkwürdige Übungen erfordert. Ihr könnt die Übungen machen, doch letztlich ist es ganz einfach. Gebt euch gegenseitig den Raum für das, was sich euer inneres Kind am sehnlichsten wünscht, was seine Basis nährt, gebt euch Raum für das, was euer inneres Kind ausmacht.

Womöglich macht euch das Bedürfnis des inneren Kindes Angst. Besonders die Bedürfnisse des inneren Kindes eures Partners berühren euch vielleicht unangenehm, denn es hat wahrscheinlich nicht viel mit eurer Beziehung am Hut.

Mein inneres Kind braucht sehr viel emotionale Sicherheit und Geborgenheit, es muss wissen, dass es mit allem, was es fühlt, egal, wie kompliziert und empfindlich es auch ist, gehört und gehalten, manchmal auch getröstet, auf jeden Fall aber verstanden wird. Das ist in allererster Linie meine Aufgabe, doch welch ein Geschenk, die emotionale Wahrheit des inneren Kindes auch dem Partner zeigen zu dürfen. Und welch eine Heilkraft liegt darin, wenn der Partner das innere Kind tatsächlich versteht, es vielleicht sogar mag und mit ihm herumalbert, es tröstet und beschützt! Tut er das nicht, nimmt er es nicht ernst, wertet er es gar ab, dann muss ich mein inneres Kind vor ihm beschützen. Ich bin nicht gern mit Menschen zusammen, vor denen ich mein inneres Kind beschützen muss, weil sie zynisch oder allzu kontrolliert sind. Auch Menschen, die meine Grenzen (die ich natürlich selbst kennen, aussprechen und zeigen muss!) nicht anerkennen und wahren, meide ich, denn mein inneres Kind neigt sehr zum übermäßigen Geben. Wer mich ausnutzen will, kann nicht Teil meines privaten Lebens sein, denn da will ich mich nicht andauernd abgrenzen müssen. Ich bin meinem inneren Kind verpflichtet, das habe ich ihm versprochen, und ich hüte es. Ich setze es keinen Angriffen oder allzu inquisitorischen Befragungen mehr aus. Gerade weil ich diese Art des Umgangs mit meinem inneren Kind so sehr kenne, weil es ein so starker Spiegel ist, weiß ich jetzt endlich damit umzugehen: Ich verlasse den Raum. Mikes inneres Kind dagegen braucht ein hohes Maß an Freiheit, ein viel höheres, als ihm als Kind zugestanden wurde vielleicht auch werden konnte. Er muss ab und zu mit dem Motorrad unterwegs sein, ein paar Abende oder Nächte für sich allein verbringen, tun können, was er will. Das macht mir Angst, ich habe es weiter oben schon geschrieben. Doch es hat gar nichts mit mir zu tun. Er will nicht weg von mir, er will nur die Freiheit für sein inneres Kind. Es ist seine Aufgabe, seinem inneren Kind diesen Freiraum zu geben, ihn nötigenfalls auch gegen mich zu verteidigen. Er muss sein inneres Kind schützen und zwar vor jedem, der ihm seine Freiheit nehmen will. Aber wie glücklich ist er, wenn ich ihm diesen Freiraum liebevoll zugestehe, einfach, weil ich weiß, er braucht ihn, und weil ich sehr viel Mitgefühl mit seinem inneren Kind habe! Meines tröste und halte ich selbst, wenn er nicht da ist, ich unternehme Dinge, die ihm Spaß machen, und gebe ihm so viel Raum, wie es braucht, damit ich in Ruhe die Angelegenheiten der Erwachsenenwelt regeln kann. Und so geht es im letzten Schlüssel darum, herauszufinden, was eure inneren Kinder brauchen, und euch, wenn irgend möglich, den Raum dafür gegenseitig zu schenken.

Siebter Schlüssel

Das Glück des inneren Kindes

Übung

Lege dir bitte, bevor du weiterliest, Papier und Stift bereit.

Mache es dir ganz bequem, schließe deine Augen, nachdem du den Text gelesen hast, und gehe auf eine innere Reise. Stelle dir ein Tor vor, das du durchschreitest, ein Tor, das dich in eine ganz besondere Welt führt – in die Welt der Erfüllung. Du gehst spazieren und bestaunst die Landschaft, die Natur. Tiere begegnen dir, du gehst an Wasserfällen vorbei, erhältst grandiose Aussichten auf das Meer. Du nimmst die unbändige Schönheit dieser Welt in dich auf und lässt dich von ihr berühren. Du gehst immer weiter und begegnest Lichtwesen, Elfen, Einhörnern, wenn dir das Freude bereitet, du reitest auf einem Pferd durch die Hügel und Wälder, schwimmst mit einem Delfin, fliegst mit Drachen und Adlern durch die Lüfte. Irgendwann bist du ganz und gar bei dir angekommen und fühlst dich glücklich und erfüllt. Nun wird es Zeit, dein inneres Kind zu treffen, hier, in der Welt der Erfüllung. Und auf einmal nimmst du tatsächlich in einiger Entfernung ein Kind wahr. Es ist dein inneres Kind, und es zeigt sich dir hier auf wundervollste Art: erfüllt, glücklich, gesund. Schaue es von der Ferne aus an, was macht es? Nun stelle dir bitte vor, aus deinem Herzen oder deinem Bauch wächst ein dünner, sehr heller Lichtfaden, wie eine Art Lichtfühler. Mit diesem Lichtfühler kannst du die Energien von anderen wahrnehmen, ohne sie zu beeinflussen. Lass diesen Lichtfühler achtsam zu dem Kind hinüberwandern, bis der Fühler den Körper des Kindes berührt. Es ist dein eigenes inneres Kind, deshalb darfst du das. Lass nun diesen Lichtfühler ganz zärtlich in das innere Kind hineingleiten, ins Herz oder in den Bauch, er findet seinen Weg. Und dann stelle dem inneren Kind still folgende Fragen, schicke sie als Energie durch den Lichtfühler hindurch: »Was brauchst du, um glücklich zu sein? Was ist wesentlich für dich, damit du erfüllt und glücklich bist?« Nun schickt dir das innere Kind ein Bild, ein Gefühl oder einen klaren Gedanken durch den Lichtfühler zurück. Nimm das, was du erfährst, bitte ernst, auch wenn du es nicht verstehst, nicht weißt, wie du es verwirklichen sollst, oder es gar albern findest. Es kann sein, dass du dich berührst fühlst, weil du das, was dich glücklich macht, noch nie hattest. Aber immerhin weiß es dein inneres Kind, und das ist ein Zeichen von emotionaler Gesundheit. Bleibe noch ein bisschen in der Welt der Erfüllung, gehe zu deinem inneren Kind hin, und spiele mit ihm, bis du ein gutes Gefühl für dich selbst bekommen hast, bis du verstanden hast, was dich in der Tiefe erfüllt. Das kann zunächst eine Kleinigkeit sein,

ein Anfang. Merke dir bitte den Wunsch deines inneren Kindes. Es ist eine unermesslich wertvolle Kraft, die du gerade bekommst: den Schlüssel zu deinem eigenen Glück. Ziehe dann den Lichtfaden vorsichtig wieder zu dir zurück, und komme in deiner Zeit durch das Tor zurück in den Raum, in dem du dich befindest.
Schreibe dir selbst bitte jetzt sofort einen Brief, einen Brief des inneren Kindes an dich, eine Art Wunschliste. Zensiere dich nicht selbst, sondern schreibe alles auf, was dein inneres Kind glücklich macht, was es braucht, um wirklich erfüllt zu sein.

Mein inneres Kind sehe ich auf dieser Reise auf einer Wiese sitzen, es ist umringt von Tieren, mit denen es redet, spielt, es spricht mit den Pflanzenwesen und den Elfen der Wiese, es ist vollkommen verbunden mit all dem Leben um es herum.
In einer Zeit, in der ich sehr unglücklich war und gar keinen Zugang zu meinem inneren Kind hatte, war mein sehnlichster Wunsch, unter einer Trauerweide an einem Teich zu sitzen. Machbar in Deutschland, sollte man meinen, es war ja weder eine goldgelbe Sanddüne noch eine Palme am weißen Meeresstrand. Doch ich war so wenig bei mir selbst, dass ich es nicht einmal schaffte, mir solch einen Platz zu suchen. Eine damalige Freundin, der ich davon erzählte, nein, der ich davon die Ohren volljammerte, zeigte mir ihren Kraftort, eben einen Teich mit Trauerweide, und lud mich ein, ihn mit ihr zu teilen. Und so fuhren wir zu diesem Baum, ich setzte mich darunter, schämte mich auch ein bisschen, dass ich so bedürftig

war, und erlebte nach sehr langer Zeit wieder einmal, wie es ist, erfüllt zu sein.

Das innere Kind braucht keinen Schnickschnack. Wenn du rosa Eis auf der Liste stehen hast, dann hat das Eis für dich entweder eine ganz besondere Bedeutung, oder es ist ein süchtiges Ausweichmanöver – Zucker statt echte Freude, echten Spaß. Kaufe es dem Kind dennoch, jeder Schlüssel ist willkommen und hilfreich. Heute weiß ich, mein inneres Kind braucht die innere Freiheit, mit dem Raum, mit allem, was um mich herum ist, auf meine Weise in Kontakt zu treten und meine eigene Art der Verbindung zu finden. Dazu brauche ich Zeit und ungestörten Raum. Außerdem brauche ich eine Umwelt, mit der ich in Kontakt treten kann, sprich Natur, Tiere, Bäume in unmittelbarer Nähe.

Und hier kommt die Partnerschaft ins Spiel. Denn wenn du durch das Zusammensein mit deinem Partner nicht für dein inneres Kind sorgen kannst, hast du ein Problem.

Ein Beispiel? Ganz einfach: Du liebst Tiere, dein inneres Kind braucht einen Hund, eine Katze, einen Hamster oder ein Pferd. Dein Partner aber mag keine Tiere, ist dagegen allergisch, will nichts mit Tieren zu tun haben – und das ist sein gutes Recht.

Dein inneres Kind braucht Freiraum, muss spielen dürfen, will in der Natur umherstreifen, gar eine Nacht im Freien verbringen? Du hast aber drei Kinder, einen Beruf und, wie wir alle, einen Haushalt? Dein Partner ist ebenso eingespannt, und ihr könnt euer Pensum nur schaffen, wenn niemand über Nacht wegbleibt – was nun? Ihr habt gemeinsam eine Firma gegründet, seid andauernd unterwegs auf Messen, zu Vorträgen, zu Verkaufsgesprächen oder einfach im Büro – dein inneres Kind aber muss tanzen, um glücklich zu sein, braucht unbedingt fetzige Musik und wilde Bewegungen? Abends auszugehen kommt gar nicht infrage, morgens um sechs ist die Nacht zu Ende – was tun?

Genau jetzt braucht ihr eure Liebe, euer Mitgefühl und eure Bereitschaft, dem anderen Raum für die Bedürfnisse seines inneren Kindes zu geben – selbst wenn euch das ausschließt. Das geht nur, wenn ihr euch diesen Raum gegenseitig schenkt und wenn ihr selbst gut für eure inneren Kinder sorgt. Sonst wird aus dem liebevollen Raum ein bitteres Opfer.

Der wichtigste Schritt zur Lösung ist eure Bereitschaft, euch gegenseitig diesen Raum zu ermöglichen. Besteht nicht darauf, euch gegenseitig zu begleiten, wenn euch das an der Erfüllung hindert. Du willst Tiere, dein Partner aber kann keine haben? Seid zunächst bitte offen dafür, dass beide Bedürfnisse ihre Berechtigung haben und angemessen sind. Keiner hat recht oder nicht recht, es braucht einfach nur eine Lösung – keinen Kompromiss, sondern eine Lösung. Die meisten Lösungen scheitern schon im Ansatz, weil keine der Parteien sich wirklich öffnet.

Doch im Leben gilt: Survival of the fittest. Derjenige überlebt, der sich am besten anpassen kann – nicht opfern oder verbiegen, sondern anpassen. Und weil das so ist, könnt ihr auf die unermessliche Anpassungsfähigkeit des Lebens an neue Gegebenheiten vertrauen. Es wird eine Lösung entstehen, wenn ihr dem Leben eine Herausforderung bietet. Meistens gibt es deshalb keine brillanten Lösungen, weil das Leben gar nicht dazu kommt, eine zu finden. Wenn ihr schon im Ansatz abwinkt und entmutigt »Na, dann geht's halt nicht« sagt, braucht sich das Leben auch keine Mühe zu geben. Stellt euch das Leben einmal kurz wie einen begnadeten, begeisterten Mathematiker vor: Legt ihm eine als unlösbar geltende Aufgabe hin, er wird die Lösungsformel finden. Einfach, weil es ihm Spaß macht, weil es seine Natur ist und weil er es kann. Die Evolution hat noch nie abgewinkt und aufgegeben, sie findet immer neue Lösungen für scheinbar unlösbare Probleme. So traut euch, mit all euren Bedürfnissen vor das Leben zu treten und eine echte Lösung zu verlangen. Wahrscheinlich ist eure Aufgabe nicht einmal besonders schwierig. Schon aus evolutionären Gründen habt ihr ein Recht auf eine für euch ideale Lösung, denn das Leben kann sich nur entfalten, wenn es Herausforderungen zu meistern hat. So gebt ihm eine Chance.

Wie kann das aussehen? Ich habe Sorge, dass ihr, wenn ich euch ein Lösungsbeispiel gebe, abwinkt und sagt: »So funktioniert das bei uns aber nicht.« Soll es auch nicht. Braucht es auch nicht. Es ist nur ein Beispiel dafür, wie das Leben wirkt.

Mein Partner hat ein kleines Kind, ich nicht. Wenn er die Kleine besucht, hat mein inneres Kind Angst, dass es abgemeldet ist. Das weiß er, weil ich es zugegeben habe. Er nimmt mich also vorher in den Arm, sagt meinem inneren Kind, dass er es liebt und dass er wiederkommen wird, und wenn er wieder auf dem Nachhauseweg ist, ruft er gleich an. Ich darf ihm jederzeit eine SMS schicken, wenn ich ihn brauche. Und weil ich das weiß und darf, enthalte ich mich dessen, denn ich will ihn nicht beim Vatersein stören. Mein inneres Kind kann das gut aushalten, er kommt ja wieder. (Mein inneres Kind hat eine Scheidung hinter sich, da war ich fünf, das hinterlässt nun einmal tiefe Spuren.) Natürlich könnten wir beide auch für sein Kind da sein, aber es ist eben nicht mein Kind. Ich habe weder etwas zu sagen, noch trage ich Verantwortung. Wir fahren auch ab und zu gemeinsam hin, doch die Kleine braucht mich natürlich nicht. Sie gehört, wenn ich es mit schamanischen Worten ausdrücken will, nicht »zu meinem Raum«. Es wäre geradezu übergriffig, sie in meinen Raum hineinzunehmen. Ich kann nicht stolz sein auf das, was wir zusammen erschaffen haben, die Kleine ist zuckersüß, aber niemand sagt zu mir »ganz die Mutter«. Ich dagegen habe Katzen, aber das sind nicht seine, sie waren schon da, als wir uns kennenlernten.

In uns gab es den Wunsch, uns gemeinsam um etwas zu kümmern, Fürsorge und Verantwortung zu tragen. Wir sind beide ziemlich ausgelastet und eingespannt, zeitlich und finanziell, haben wenig Spielraum. Wir trösteten uns, dass wir ja unsere gemeinsame Arbeit hatten, unsere Seminare, und sowieso unsere Liebe. Bis ein Wunder geschah, bis ein Lebewesen in unser Leben trat, an das ich niemals gedacht hätte, wir beide nicht, das aber perfekt zu uns passte und alles vereinte. Freunde von uns haben einen Kaltbluthof, wir beide lieben Pferde, aber nun ja: zu teuer, zu viel Zeitaufwand, vollkommener Luxus, total überzogen. Eines Tages rief mich meine Freundin an und erzählte von einem Pferd, das ein neues Zuhause brauchte. Die Stute sei sehr unglücklich da, wo sie stand, und sie wäre ideal für den Kaltbluthof – und außerdem hätte sie, meine Freundin, das klare Gefühl, es wäre unser Pferd. Unser Pferd, natürlich. Wann sollten wir uns denn um ein

Pferd kümmern? Doch plötzlich fügte sich alles. Sie war bezahlbar, wunderschön, wir beide verliebten uns in sie. Seitdem kümmern wir uns um dieses Tier, jeder auf seine Weise. Wir sind beide stolz, wenn sie mit glänzendem Fell auf der Koppel steht. Wir lieben sie, wir haben in ihr eine gemeinsame Herausforderung und ein gemeinsames Ziel. Mein Bedürfnis, zusammen mit ihm ein Lebewesen zu versorgen, ist genauso erfüllt wie sein Wunsch nach einem treuen Gefährten, mit dem er auch etwas anfangen kann. Meine Kuschelkatzen sind zuckersüß, taugen aber nicht viel, wenn man Baumstämme aus dem Wald ziehen will. Unsere inneren Kinder sind total glücklich mit diesem Pferd. Es hätte sich nicht besser fügen können, aber wir beide wären nie auf diese Lösung gekommen. Wir hätten sie auch nicht gewollt, hätten uns schon im Ansatz gescheut. So wurden wir hingeführt, und bei jedem Schritt spürten wir ein Ja. Und auf einmal war auch wie durch ein Wunder Zeit da. Das Leben lieferte eben nicht nur die Lösung, sondern auch die passenden Umstände dazu.

Legt also, um zur Übung zurückzukehren, alle Themen auf den Tisch, alle Wünsche, alles, was das innere Kind braucht, um erfüllt und glücklich zu sein. Und dann schaut, ob ihr bereit seid, dem anderen Raum dafür zu geben, auch wenn ihr noch nicht wisst, wie.

Bist du bereit, für eine begrenzte Zeit freiwillig in die Mutter- oder Vaterrolle zu schlüpfen, um dem anderen zur Verfügung zu stehen? Um ihn gehen zu lassen, um ihn zu halten, zu nähren, zu schützen, zu verstehen, um seine Angst auszuhalten und ihm Sicherheit zu geben? Du spürst, das geht wirklich nur, wenn du es freiwillig und nach Absprache tust, wenn du ein- und aussteigen kannst. Wenn du dich aber bereit erklärst, dann bleibe da, denn dann übernimmst du bewusst Verantwortung. Du kannst nicht Ja sagen und mitten im Prozess einen Rückzieher machen, sonst verliert der Partner zu Recht das Vertrauen in dich, und sein inneres Kind wird wieder verletzt. So überprüfe bitte vorher, ob du den Raum, den der andere braucht, gewährleisten, halten und schätzen kannst.

Das geht nur, wirklich nur, wenn du dich selbst um dein inneres Kind kümmerst und es an erste Stelle setzt. Und das ist das Wesentliche im Umgang mit dem inneren Kind: Es gehört an allererste Stelle – immer. Es muss nicht sofort und gleich alles bekommen, was es haben will, aber es muss immer von dir gehört werden. Hörst du dein inneres Kind nicht, dann wirst du immer irgendwie verletzt sein, überfordert oder dich ausgenutzt fühlen, wenn du für jemanden sorgst, seien es innere oder auch äußere Kinder. Je besser du dein inneres Kind versorgst, desto leichter kannst du auch für andere da sein. Dir selbst zuzuhören und deine Gefühle und Bedürfnisse ernst zu nehmen, sie zum Maßstab für deine Handlungen zu machen, ist eine notwendige Voraussetzung dafür, liebevoll für andere zu sorgen, statt dich aufzuopfern. Klingt das egoistisch? Nun, selbst wenn das so wäre, es ist einfach Erfahrungssache. Wenn dein inneres Kind nicht versorgt, nicht gehört wird, dann schreit es nur noch lauter, oder es verstummt irgendwann und verliert seine Hoffnung. Und da dein inneres Kind den wesentlichen Teil deiner Gefühle ausmacht, badest du das dann aus. Unterdrückst du diese Gefühle dann auch wieder, leidet deine Umwelt darunter. Und das ist weitaus egoistischer, als gleich gut für dich selbst zu sorgen. Du spannst sonst alle, die dir nahe stehen, ungefragt und meistens von dir selbst unbemerkt ein, machst sie zu Erfüllungsgehilfen deiner eigenen unbeachteten Bedürfnisse. Bewusst um Hilfe zu bitten und diese auch anzunehmen gehört definitiv zum Gut-für-sich-Sorgen dazu.

Ein Wort zum Um-Hilfe-Bitten: Meistens schämen wir uns, wenn wir etwas von anderen brauchen, und reagieren deshalb ungehalten, wenn wir vertröstet werden. Ist uns das Bitten nicht sowieso schon schwer genug gefallen, müssen wir jetzt auch noch ein Nein aushalten? Wir ziehen uns sofort wieder zurück, sind irgendwie beleidigt und machen nun erst recht alles allein. Das ist Tor eins, das innere Kind wirkt. Der Erwachsene weiß ganz genau, dass wir uns öffnen dürfen und sollten, Hilfe dort anzunehmen, wo sie gerade angeboten wird und verfügbar ist, das muss nicht zwangsläufig der Partner sein. Wenn du etwas brauchst, öffne dich dafür, dass du es bekommst, aber erlaube dem Leben, die Wege selbst zu finden. Sonst ist es keine Bitte, sondern eine Forderung. Fordern aber dürfen wir vom Partner nur das, was abgesprochen ist: Aufrichtigkeit, Selbstverantwortung, Anerkennung der Grenzen, Respekt, Hochachtung voreinander und Einhaltung dessen, was verabredet ist, also Treue.

Was tun wir aber, wenn wir selbst etwas brauchen, der Partner aber nicht bereit ist, es uns zu geben? Wenden wir uns ab, suchen wir unser Heil woanders? Natürlich nicht. Wendet die Tore an:

1. Tor zwei: zurück zur radikalen Selbstverantwortung. Was bewirkt die Ablehnung im Partner, wofür ist er Spiegel, woher kenne ich diese Gefühle? Reise zum inneren Kind: Woher kennt das innere Kind dieses Gefühl, abgewiesen zu werden? Nimm es in den Arm, hole es aus der Situation heraus, und gib ihm zunächst selbst, was es braucht. Manchmal erledigt sich das Thema damit schon.

2. Wenn nicht, folgt Tor drei: klare Kommunikation. Diese ist dir dein Partner schuldig. Warum ist er nicht gewillt, dir das zu geben, was du brauchst? Lass seine Argumente gelten, sie spiegeln seine Bedürfnisse und seine Wahrheit, egal, ob sie dir gefallen oder nicht.

3. Tor fünf: Vereinbarungen treffen: Wie möchtet ihr mit dieser Situation umgehen? Suchst du dir außerhalb deiner Beziehung Hilfe und Unterstützung? Wird sich die Bereitschaft (und Möglichkeit) des Partners, dir zu geben, was du brauchst, ändern? Ist es eine Frage der Zeit? Und wenn ja, bist du bereit, dem anderen diese Zeit zu geben? Kannst du dein Bedürfnis unbefriedigt lassen, wenn seine Befriedigung eurer Beziehung schadet – liebevoll und aufgrund deiner freien Entscheidung, ohne dabei ins Opferdasein zu geraten? Wichtig: Ihr habt kein Recht, euch eure Bedürfnisse gegenseitig abzusprechen, auch nicht, wenn sie die Beziehung gefährden könnten! Jeder entscheidet selbst, welchen Wunsch er in den Vordergrund stellt, und ist bereit, die Konsequenzen zu tragen. Es muss nur ausgesprochen und verabredet werden. Euer Nein ist dabei genauso wichtig wie euer Ja.

4. Setzt in die Tat um, was ihr abgesprochen habt, und schaut, ob es für euch beide funktioniert. Wenn nicht, setzt euch wieder zusammen, und trefft neue Vereinbarungen. Wesentlich dabei ist: Jeder ist für sein inneres Kind selbst verantwortlich, muss aber nicht akzeptieren, dass das innere Kind offensichtlich schädigt und verletzt. Mitgefühl ist das oberste Gebot, mit dir selbst und mit dem anderen.

5. Öffnet euch für Wunder.

Wenn ihr alles getan habt, um dem Leben einen größtmöglichen Durchfluss zu erlauben, wenn ihr ihm alle Hindernisse, die ihr zu verantworten habt, aus dem Weg geräumt habt, dann wird das Leben seinen wundersamen Weg finden. Darauf könnt ihr euch verlassen.

Die Werkzeuge des siebten Tores

- Erkennt, was euer inneres Kind wirklich braucht, um glücklich zu sein.

- Gebt euch gegenseitig den Raum für das, was die inneren Kinder brauchen, manchmal direkt, manchmal, indem ihr einen Schritt zur Seite geht.

- Sorgt dabei unbedingt gut für euer eigenes inneres Kind.

- Ist die Erfüllung der Wünsche nicht so einfach möglich, dann lebt für eine Weile mit den unerfüllten Bedürfnissen, und erlaubt dem Leben selbst, eine Lösung zu finden.

- Erwartet Wunder.

Nachwort

Lieber Leser, liebe Leserin,

wir sind eine weiten Weg gegangen, haben Drachen erlöst und Tore durchschritten und sind dabei gereift. Ich hoffe sehr, euch mit den Erfahrungen, die wir in den Seminaren und auch in unserer eigenen Beziehung gemacht haben, gedient zu haben. Eine Liebesbeziehung zu führen gehört zu den größten Herausforderungen, die das Menschsein zu bieten hat. So seid mitfühlend mit euch selbst und dem anderen, vertraut der Liebe und auf eure gegenseitige Bereitschaft, das Beste zu geben. Ehrlichkeit mit sich selbst, Selbstmitgefühl und die Bereitschaft, sich mit dem, was ist, immer wieder zu zeigen, sind die Voraussetzungen für eine erfüllte Liebe. Dann könnt ihr in dem Feuer, das ihr gemeinsam erschaffen habt, stehen, ihr nährt es und befruchtet auch andere damit. Das ist ein wundervoller Dienst am Leben, und es wird euch dafür Wunder schenken.

Anhang

Hier findest du Meditationen, die bereits in anderen Büchern und auf CD veröffentlicht worden sind, aber wichtige Bausteine für die Arbeit mit dem inneren Kind bilden. Du kannst sie gar nicht oft genug nutzen.

Meditation

Das Verlassen der Kampfarena

(CD: Endlich gut genug, Darmstadt 2013)

Nutze diese Meditation bitte für das innere Kind, das um die Liebe der Eltern kämpft, aber auch für deine Beziehung, lass den Kampf los, den du mit deinem Partner ausfichtst.

Schließe deine Augen, und stelle dir bitte eine echte Kampfarena vor, einen Boxring vielleicht. Betritt diesen Ring, und schaue, wer in der gegenüberliegenden Ecke steht. Vielleicht ist dir bereits bewusst, dass du mit diesem Menschen in einen Kampf verstrickt bist, vielleicht auch nicht. Vielleicht kämpfst du gegen dich selbst, gegen das Leben – oder es ist gar keiner da, und du stehst ein bisschen verloren herum. Beobachte einen Moment

lang, wie du den Kampf führst, welche Waffen du nutzt. Schaue bitte auch, wer in dir diesen Kampf führt: Ist es das Kind, ist es die verletzte Frau, die beschämte Tochter, der Sohn, der endlich die Achtung bekommen will, die ihm zusteht? Wer kämpft? Und ist es überhaupt dein Kampf, oder stehst du für jemand anderen im Ring? Sollten in Wahrheit vielleicht deine Mutter, dein Vater, dein Bruder diesen Kampf führen? Was ist die Trophäe, woran würdest du erkennen, dass du gewonnen hast, worum geht es in diesem Kampf wirklich?
Und dann schaue, ob du bereit bist, auf diese Trophäe zu verzichten. Schaue, ob du bereit bist, einfach, weil du erkennst, hier ist nicht das, was du brauchst, dich vor dem anderen zu verneigen und ihm uneingeschränkt den Sieg zuzugestehen. Wenn du weiterkämpfen willst, läufst du Gefahr, das nur noch um deines Egos willen zu tun, denn du weißt nun, du kannst hier nicht gewinnen. Das, was du vom anderen willst, kann er dir nur schenken, es ist kein Preis, den du gewinnen kannst, egal, was du auch tust. So verneige dich bitte vor dem anderen, und sage ihm: »Ich erkenne deinen Sieg an, ich gebe mich geschlagen, ich beende nun diesen Kampf um deine Liebe, deine Achtung, deine Aufmerksamkeit (oder was auch immer).«
Das ist ein Schlag für das Ego, aber eine immense Befreiung für dich selbst. Wenn der andere etwas von dir will, das du ihm nicht geben willst, und ihr deshalb kämpft – weißt du was? Gib es ihm. Beende den Kampf, und gib es ihm einfach – und schaue, was dann passiert.

Wenn es nicht zu ihm gehört, wird es automatisch zu dir zurückströmen, es kommt gar nicht beim anderen an, selbst wenn er es noch so sehr haben will. Vielleicht erkennt der andere genau dadurch, dass du ihm gibst, was er sich erhofft, dass es gar nicht das ist, was er wirklich will. Und wenn das, was du ihm nun gibst, in Wahrheit wirklich zu ihm gehört, wird es sowieso Zeit, dass du es loslässt. Verlasse nun bitte den Ring, egal, in welcher Runde ihr euch befindet. Gib den Wunsch, das dringende Bedürfnis, zu gewinnen, auf, erlaube dir, die Leere zu spüren, und lass die Fäuste sinken. Ziehe die Rüstung aus. Du bemerkst eine Tür oder ein Tor, das ins Freie führt, und verlasse den Ring. Ihr habt jeden Kampf miteinander erlebt, es gibt nichts mehr zu lernen.
Tritt durch dieses Tor hindurch, und nimm wahr, wie du in ein Energiefeld aus Licht, Liebe und Freiheit eintrittst, ein weiter, lichter Raum, vielleicht auch eine Naturlandschaft. Du fühlst dich leicht und frei, und jetzt strömt genau die Energie, um die du so lange schon gekämpft hast, einfach so in dein Herz. Einfach so bekommst du genau das, was du brauchst, es steht dir zur Verfügung, weil du darum gebeten hast und es dir dient. Das, was du brauchst und was dir dient, fließt aus dem Licht der Liebe und Gnade in dich ein, du brauchst nicht darum zu kämpfen. Bleibe in diesem inneren Raum des Friedens, und blicke von da aus auf dein Leben. Komme dann in aller Ruhe zurück in den Raum, in dem du dich befindest, und nutze diese Meditation, um nach und nach all deine Kämpfe zu beenden.

Die Erlösung der Ahnenreihe

(CD: Deine Seele ist frei, Schirner Verlag 2010)

Meditation

Manches Schicksal tragen wir für unsere Angehörigen, für die Ahnen oder auch für uns selbst, falls du an Reinkarnation glaubst. Wenn nicht, dann nimm es einfach als Bild, wir sind verbunden mit dem Schicksal aller, weil unsere Amygdala auch das Leid, von dem wir nur hören, als Trauma behandelt, wenn es uns sehr berührt. Deshalb hier eine innere Reise, die du immer wieder und für viele Themen für dich nutzen kannst. Ich habe sie ein bisschen aufwendiger und spiritueller geschrieben für diejenigen unter euch, die magische und romantische Bilder mögen. Streiche dir einfach die Engel und die Lichtkräfte heraus, wenn du sie nüchterner haben willst.

Erlaube dir, dich zu entspannen, es gibt nichts mehr für dich zu tun, lass alles in dir sein, wie es gerade ist, folge deinen inneren Bildern und Gefühlen. Vertraue dem, was du in dir wahrnimmst.
Stelle dir bitte ein Tor vor, das kann ein Steintor sein, vielleicht ein goldener Lichtbogen, ein natürlich gewachsenes Tor aus Bäumen – oder etwas ganz anderes. Du gehst hindurch und befindest dich auf einmal in einer anderen Welt, einer Welt, in der die Dinge eine tiefere Bedeutung haben. Du befindest dich in einer Landschaft. Vor dir liegt ein Weg, und du entscheidest dich,

ihn zu gehen. Tiere, geistige Führer und Lehrer begleiten dich, vielleicht Engel, möglicherweise dein Krafttier, auf jeden Fall aber ist dein wilder Anteil, die wilde Frau oder der wilde Mann, bei dir. Rufe die Kräfte der Ahnen und der Erde – und du spürst, wie sich tatsächlich etwas verändert, wenn du diese Kräfte rufst. Du gehst den Weg weiter und bemerkst auf einmal ein großes Feuer. Um dieses Feuer herum sitzen sehr viele Wesenheiten, vielleicht welche, die du kennst, vielleicht auch andere, Schutzengel, Krafttiere, Lichtkräfte oder auch dunkle Energien. Schaue einfach hin, und lass es sein, wie es ist. Ein Platz ist noch frei.
Eine sehr große, machtvolle Wesenheit tritt auf dich zu und sagt dir: »Dies ist deine Ahnenreihe, und ich bin der Hüter eures Schicksals. Hier findest du auch Inkarnationen deiner selbst, wenn du noch etwas für sie trägst.« Das große, machtvolle Wesen führt dich an den freien Platz, und du setzt dich ans Feuer. All die Wesenheiten, deine Ahnen, die Hüter deiner Ahnen, alle, die um das Feuer herumsitzen, verneigen sich vor dir. Du spürst, die Stimmung ist sehr feierlich, sehr machtvoll. Das große Wesen, das dich willkommen geheißen hat, sagt dir: »Seit Anbeginn der Zeit trägt deine Linie eine besondere Aufgabe, eine schwere Last, eine Frage an das Leben. Deine Eltern, deine Großeltern, all deine Ahnen, vielleicht auch deine Geschwister, ganz bestimmt aber deine Kinder tragen bereits diese schwere Last. Sie ist euch so vertraut, dass ihr sie vielleicht gar nicht bewusst wahrnehmt, und doch spürt ihr immer wieder, dass das

Leben manchmal leichter sein dürfte, freier und erfüllter. Ihr habt eure Aufgabe erfüllt, ihr habt all die Erfahrungen gemacht, zu denen ihr euch bereit erklärt habt, und es wird Zeit, sie loszulassen. Wir danken dir von Herzen, denn du bist der Teil deiner Ahnen, der dieses Schicksal ein für alle Mal beendet.«

Du spürst in dich hinein, lässt dir Zeit, um zu erkennen, wo sich in deinem Körper diese ganz besondere Last aufhält, und auf einmal erkennst du, es stimmt. Du trägst eine Last, auch wenn sie dir sehr vertraut ist, du spürst, wo sie sich befindet und welche Auswirkungen sie auf dein Leben hat. Vielleicht war dir bislang nicht bewusst, was du trägst, oder die Energie ist dir so vertraut, dass du dachtest, das Leben sei einfach so – und vielleicht stimmt das nicht. Vielleicht weißt du nicht einmal genau, worin diese Last besteht, aber du spürst, du bist bereit, sie loszulassen.

Nun öffne bitte deine Hände, und stelle dir deine Kinder vor, vielleicht sogar deine Enkelkinder. Wenn du keine hast, so gibt es vielleicht Nichten und Neffen, die zur Ahnenreihe gehören, die du mit erlösen möchtest. Halte deine Hände geöffnet, und bitte die Kinder, dir jetzt alles zurückzugeben, was sie bereits für diese Ahnenreihe tragen – in Form von Energie, von Symbolen, vielleicht einfach von Schwere. Nimm es an, lass dir alles zurückgeben, was du, ohne es jemals zu wollen, bereits weitergegeben hast. Du konntest das nicht vermeiden, du darfst es aber jetzt beenden. Irgendwann spürst du, deine Kinder oder Enkel, deine Nichten und Neffen haben

dir alles zurückgegeben, was heute erlöst werden darf. Jetzt lass bitte alles, was du selbst trägst, in deine Hände fließen, vielleicht als Symbol, vielleicht als Schatten oder Energieball, vielleicht als Stein. Du trägst jetzt die Last deiner Kinder und deine eigene in den Händen – die Last, die deine gesamte Ahnenreihe trägt. Und dann drehe dich zu deiner Mutter oder zu deinem Vater, je nachdem, wer da ist, und gib ihm oder ihr die Last zurück. Sage ihm oder ihr: »Ich habe das für die ganze Ahnenreihe getragen, und auch du trägst das für uns alle. Ich gebe es dir zurück, aber nur, damit du deine Schwere, deine Energie, das, was du trägst, mit hineinfließen lassen kannst. Füge deine Last hinzu, und gib sie dann im Ahnenkreis weiter nach hinten.«
Und jetzt schaue bitte, was passiert. Deine Mutter oder dein Vater, vielleicht ihre Schutzengel oder Hüter ihres Schicksals ziehen jetzt alle Energie, die sie für die Ahnen tragen, aus sich selbst heraus, fügen es dem, was du ihnen gegeben hast, hinzu und geben es weiter nach hinten an die Großeltern. Nun wird die Last im Kreis ums Feuer herum weitergegeben, und jeder Ahn fügt das hinzu, was er trägt. Besonders die alten Verträge, Phiolen mit Gift, Waffen, alles, was es deine Ahnenreihe gekostet hat, dieses Schicksal zu erfüllen, kann jetzt losgelassen werden. Die Verträge werfen deine Ahnen gleich ins Feuer. Auch du wirfst deine Verträge ins Feuer, die Heiratsversprechen, der Pakt mit dem Teufel, die Keuschheits- und Armutsgelübde, die Bindung an Kirchen, die Verträge mit Königen, die Sklaven- und Ver-

sklavungsverträge, magische Bindungen, seien sie weiß oder schwarz, und vor allem die seelischen Verträge. Jede Verabredung, die du auf seelischer Ebene getroffen hast, um anderen ein Spiegel zu sein, darfst du nun ins Feuer werfen, wenn sie nicht mehr stimmig ist, all die magischen Verstrickungen, durch wen auch immer sie erschaffen wurden, darfst du wie Fesseln und schwarze Bänder aus dir herausziehen und ins Feuer werfen. Deine Ahnen tun das Gleiche, und du spürst, wie die Energie sich ändert, wie Licht bereits jetzt seinen Weg zurückfindet. Weiter und weiter geben deine Ahnen die Last zurück, bis sie irgendwann am Ursprung, beim ältesten Ahn, angekommen ist. Und das geschieht jetzt.
Der Hüter eurer Ahnenreihe nimmt diese nun sehr schwere Last, verneigt sich vor euch allen und wirft sie ins Feuer. Das Feuer lodert hoch auf, und augenblicklich verbrennt die Last, und die gebundene Energie wird wieder frei, alles, was es euch gekostet hat, dieses Schicksal zu tragen. All die Liebe, das Leben, das Glück, die Erfüllung, die es euch gekostet hat, damit ihr alle diese Erfahrungen machen konntet, fließen nun in die ganze Reihe zurück. Besonders die verlorenen Ahnen, die dunklen, vergessenen, verschwiegenen Ahnen kommen in die Reihe zurück, finden ihren Platz, reihen sich ein, nehmen am Leben teil. Das Glück und das Leben strömen überall dahin, wo sie fehlten, fließen zu den Ahnen, zu denen sie gehören.
Auch du selbst wirst erfüllt, deine Kinder, deine Enkel, Geschwister, Nichten und Neffen. All das gebundene

Leben wird frei. Deine eigenen Inkarnationen werden frei und lichtvoll, und Karma löst sich. Immer lichter und heller wird der Kreis, einige der Ahnen beginnen, sich aufzulösen, ins Licht zu gehen. Alle Seelen, für die es jetzt Zeit ist zu gehen, verlassen das Feuer, gehen nach Hause. Seelenaspekte, die wegen des schweren Schicksals verloren gingen und abgespalten worden sind, können jetzt zurückkehren, einfließen in deine Ahnen, aber auch in dich selbst, in deine vergangenen Inkarnationen und in dich, wie du heute am Feuer sitzt. Du spürst auf einmal Frieden, Frieden mit dem, was ist. Immer freier werden deine Ahnen, immer lichtvoller.
»Du bist jetzt frei, ein neues Leben zu führen, du bist jetzt frei, in Erfüllung, in Glück, in Freude zu leben«, scheinen sie dir zuzuwispern. »Wir danken dir aus tiefster Seele, dass du dich selbst und uns alle erlöst hast.«
Du bist tief bewegt und dankbar, dass du diesen Dienst dir selbst und deinen Ahnen erweisen durftest. Es kann sein, dass du noch ein paar Mal ans Feuer zurückkehren darfst, vielleicht gibt es verschiedene Aspekte, die nach und nach erlöst werden wollen.
Irgendwann stehst du auf, verlässt das Feuer. Du bemerkst ein zweites Tor. Du weißt, wenn du durch dieses Tür hindurchgehst, betrittst du ein anderes Leben, ein Leben, in dem Liebe, Erfüllung, Freude und Glück auf eine ganz andere Weise möglich sind, als du das bisher erlebt und gekannt hast. Dein Leben voller Freiheit und Schöpferkraft wartet auf dich. Und so verneige dich noch einmal vor dem Hüter eures Schicksals, und dann

gehe durch das goldene Tor hindurch in dein neues Leben. Wenn deine Kinder mitkommen, ist es gut, wenn nicht, haben sie ein eigenes Tor. Es ist dein Tor, es geht nur um dich. Von nun an können sehr viel mehr Liebe, Freude und Glück auf Erden verwirklicht werden, in der Gegenwart, in der Zukunft und rückwirkend.

Meditation

Das innere Kind zu dir zurückholen

Mache es dir bequem, schließe die Augen, und bitte dein inneres Kind zu dir. Vielleicht hast du einen guten Kontakt zu diesem Kind, vielleicht wäre es wichtig, das immer wieder zu üben.

Nun stelle dir bitte jene Person vor, der du möglicherweise dein inneres Kind überlassen hast, oder bitte es einfach, dir zu zeigen, bei welchen Menschen es Schutz, Liebe und Anerkennung sucht. Vielleicht sind Menschen dabei, auf die du gar nicht gekommen wärst. Schaue also bitte, ob sich dein inneres Kind an jemanden klammert, ob es in deinem Partner oder Expartner vielleicht den Vater, die Mutter sucht. Es kann sein, dass du erkennst, du selbst würdest zwar gerne loslassen und weitergehen oder innerlich distanzierter sein, aber dein inneres Kind steht vor deinem Gegenüber und schaut es mit großen Augen an, als könne es es heilen und für immer glücklich machen. Wir wissen, dass das nicht funktioniert, aber das innere Kind weiß es nicht. So schaue bitte ganz ehrlich und ganz genau, ob sich dein inneres Kind einen Erlöser auserkoren hat, ob es sich an den anderen klammert, und frage es, was es braucht und was es sich vom anderen erhofft. Vielleicht hat es sich gar an jemanden geklammert, an den du bislang gar nicht gedacht hast. Oder hat es Angst vor jemandem? Erinnert dich ein Partner oder Expartner an deinen strafenden Vater, an deine dich verachtende Mutter? Wenn wir spüren und wissen, dass wir emotional verhaftet sind, ist es oft das innere Kind, das sich Heilung und Erlösung vom anderen erhofft oder sich vor Strafe, Beschämung und Verachtung fürchtet. Schaue dir also an, wo dein inneres Kind steht, und dann schaue ganz kritisch und klar, ob es bekommt, was es braucht. Schaue, ob der andere etwas zu geben hat und ob er es überhaupt geben will, oder, wenn sich das Kind fürchtet, ob es tatsächlich angemessen ist, ob der andere wirklich so viel Macht über dich hat. Meistens sind es alte Wunden und alte Erinnerungen.

Und dann hole dein Kind zu dir zurück, in deine Obhut. Gerade wenn dein inneres Kind Angst hat, gehe bitte zu ihm, sieh, wie es zitternd oder starr vor dem anderen steht und nur auf die Strafe oder Beschämung wartet – nimm es in den Arm, sage ihm, dass es zu dir und nur zu dir gehört, dass du auf es aufpasst und dass du es beschützen kannst. Wenn dich der andere wirklich verletzen will, dann sage ihm aus dem Erwachsenen-Ich heraus, dass du das nicht mehr erlaubst und dass du ihm jede Macht über dich entziehst. Nimm das Kind bitte

unbedingt zu dir. Die oder der Erwachsene in dir kann es sehr wohl schützen, und der erwachsene Teil hat auch keine Angst. Das Kind gehört in deine Obhut, es braucht nie wieder zitternd vor Angst vor jemandem zu stehen, es braucht sich nie wieder von der Gnade eines anderen abhängig zu machen, denn es hat nun dich.
Selbst wenn der andere deinem inneren Kind geben kann und will, was es braucht, ist es dennoch an der Zeit, das Kind zu dir zurückzuholen, sonst bleibst du abhängig und suchend, fragend, nie ganz frei. So gehe in deinem inneren Bild zu deinem inneren Kind, nimm es in den Arm, und sage ihm Folgendes, so oder in deinen eigenen Worten: »Das ist nicht dein Vater, nicht deine Mutter, mein Schatz, aber ich bin jetzt für dich da. Du darfst diesen Menschen so sehr lieben, wie du willst, aber ich bin der- oder diejenige, die für dich sorgt. Du gehörst zu mir, und ich bin für dich da. Du darfst mit den anderen spielen, du darfst dich zeigen und Zeit mit ihnen verbringen, du darfst ihnen, wenn du willst, deine ganze Liebe schenken, aber ich bin für dich da, du gehört zu mir, und ich sorge für dich.«
Es kann sein, dass dein inneres Kind nur ungern mit dir geht, sage ihm bitte immer wieder, solange es eben nötig ist, dass der andere, dein Gegenüber, nicht sein Vater oder seine Mutter ist, dass es da nicht bekommt, was es wirklich braucht, selbst wenn der andere noch so liebevoll mit ihm umgeht. Wenn es dir noch nicht vertraut, dann beginne bewusst, eine Beziehung mit ihm herzustellen, indem du dir wirklich Zeit nimmst, ihm zuzu-

hören und, das ist das Wichtigste, dich an das hältst, was es dir sagt.
In deiner Zeit öffnest du bitte wieder die Augen, es ist sehr hilfreich, dir gleich aufzuschreiben, was du erlebt und verstanden hast, damit du es nicht wieder vergisst.

Wenn du schnell in die Elternrolle schlüpfst, auch ungefragt, dann ist es sinnvoll, dich mit dem Thema Co-abhängigkeit zu befassen. Hier eine kleine Checkliste. CoDa, die Gemeinschaft der Anonymen Co-abhängigen, beschreibt aus Erfahrung folgende Symptome:

Ich habe Schwierigkeiten zu erkennen, was ich fühle.
Ich halte mich für völlig selbstlos und dem Wohl anderer verpflichtet.
Ich habe Schwierigkeiten, Anerkennung, Lob und Geschenke anzunehmen.
Ich verleugne meine eigenen Werte, um nicht von anderen abgelehnt zu werden.
Ich verbleibe zu lange in für mich schädlichen Beziehungen und Situationen.
Ich bewerte Ansichten und Gefühle anderer höher als meine eigenen aus Angst vor Ablehnung und Abwertung.
Ich muss gebraucht werden, um dadurch meine Lebensberechtigung zu erfahren.

Buchtipp: *Ich lasse deins bei dir,* Schirner Verlag 2010

Über die Autorin

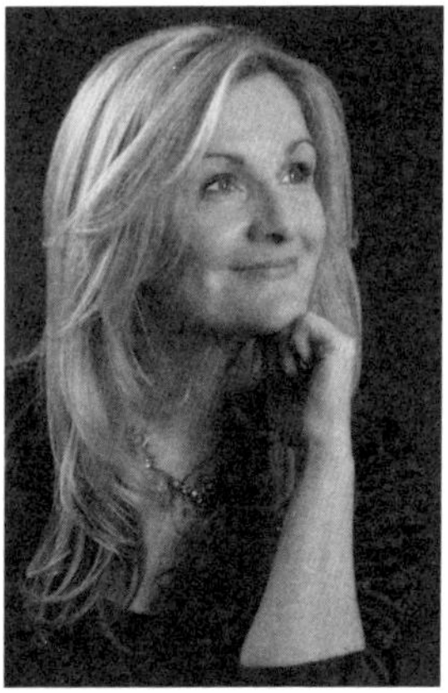

Susanne Hühn wurde 1965 in Heidelberg geboren. Schon mit fünf Jahren beschloss sie, Masseurin zu werden. Nach dem Abitur besuchte sie eine Schule für Physiotherapie, machte 1986 ihr Staatsexamen und arbeitete danach als Krankengymnastin.

Der Zusammenhang zwischen dem Denken und Fühlen und dem körperlichen Symptom, das ihre Patienten jeweils zeigten, interessierte Susanne Hühn besonders, und so absolvierte sie Ausbildungen und Seminare zum Thema ganzheitliche Medizin. Mit 28 Jahren ließ sie sich zur psychologischen Beraterin ausbilden. Aufgrund eigener Themen kam sie auch in Kontakt mit spirituellen Therapieformen wie Kinesiologie und Reinkarnationstherapie nach Rhea Powers.

Parallel zu ihrer Tätigkeit als Physiotherapeutin begann Anfang der Neunzigerjahre Susanne Hühns Weg als spirituelle Lebensberaterin und Meditationslehrerin. Zudem fing sie 1992 an zu schreiben. Nach wie vor faszinierte sie der Zusammenhang zwischen Körper, Geist und Seele, und so begab sie sich auf ihre eigene Forschungsreise. Ihr erstes spirituelles Selbsthilfebuch entstand 1999 und wurde im Schirner Verlag veröffentlicht. Im Jahr 2005 beendete Susanne Hühn ihre Tätigkeit als Physiotherapeutin. Seither widmet sie sich ganz der Lebensberatung und dem Schreiben von Büchern, Artikeln und Geschichten.